Cuidados paliativos

CIP-BRASIL. CATALOGAÇÃO NA FONTE
SINDICATO NACIONAL DOS EDITORES DE LIVROS, RJ

C973

Cuidados paliativos : diretrizes para melhores práticas / organização Ana Lucia Coradazzi , Marcella Tardeli E. A. Santana , Ricardo Caponero. - São Paulo : MG, 2019.
232 p. : il.

Inclui bibliografia
ISBN 978-85-7255-135-9

1. Medicina. 2. Cuidados paliativos. 3. Saúde. I. Coradazzi, Ana Lucia. II. Santana, Marcella Tardeli E. A. III. Caponero, Ricardo.

18-54136 CDD: 616.029
CDU: 616-036.8

Vanessa Mafra Xavier Salgado - Bibliotecária - CRB-7/6644

www.mgeditores.com.br

Cuidados paliativos

Diretrizes para melhores práticas

ANA LUCIA CORADAZZI
MARCELLA TARDELI E. A. SANTANA
RICARDO CAPONERO
[ORGS.]

MG EDITORES

CUIDADOS PALIATIVOS
Diretrizes para melhores práticas

Editora executiva: **Soraia Bini Cury**
Assistente editorial: **Michelle Campos**
Capa: **Alberto Mateus**
Imagem de capa: **Shutterstock**
Projeto gráfico: **Crayon Editorial**
Diagramação: **Santana**

1ª reimpressão

Este livro não pretende substituir qualquer tratamento médico.
Quando houver necessidade, procure a orientação
de um profissional especializado.

MG Editores
Departamento editorial
Rua Itapicuru, 613 – 7º andar
05006-000 – São Paulo – SP
Fone: (11) 3872-3322
Fax: (11) 3872-7476
http://www.mgeditores.com.br
e-mail: mg@mgeditores.com.br

Atendimento ao consumidor
Summus Editorial
Fone: (11) 3865-9890

Vendas por atacado
Fone: (11) 3873-8638
Fax: (11) 3872-7476
e-mail: vendas@summus.com.br

Impresso no Brasil

Sumário

"A ideia de que a medicina é uma luta contra a morte está errada. A medicina é uma luta pela vida boa, da qual a morte faz parte."

Rubem Alves

Introdução

"O que se opõe ao descuido e ao descaso é o cuidado. Cuidar é mais que um ato [...]. Representa uma atitude de ocupação, preocupação, de responsabilização e de envolvimento afetivo com o outro."

LEONARDO BOFF

Nenhuma área do conhecimento médico parece apresentar mais controvérsias e ideias equivocadas do que o campo dos cuidados paliativos. Muitos profissionais interpretam essa abordagem sinônimo de que não há mais nada a fazer. Pensam, também, que cuidados paliativos implicam o abandono de todas as esperanças – e do paciente. Nada mais errôneo...

Se os mitos e preconceitos aparecem com frequência entre médicos e profissionais de saúde, mais abundantes ainda são as concepções equivocadas de pacientes e de seus familiares. O conjunto dessa interpretação fantasiosa resulta numa assistência inadequada e, geralmente, prejudicial para todos os envolvidos, levando ao amplo emprego da distanásia, à distorção do tratamento, à futilidade e à obstinação terapêutica. Os prejuízos, tanto em qualidade quanto em quantidade de vida, são enormes e irreversíveis.

Se entendermos que quando a "cura" não é possível nosso objetivo é obter a melhor qualidade de vida (e funcionalidade) pelo maior tempo possível, devemos admitir que, nessas circunstâncias, estamos "paliando". Assim, a medicina nasceu essencialmente "paliativa". Os médicos adquiriram alguns poderes sobre a doença e a morte, mas se deixaram deslumbrar com a tecnologia e com o emprego de todo o arsenal possível, cuja utilidade é justificada pelos desfechos de eficácia. O excesso de tecnologia, na medicina, tornou-se um dos maiores desafios atuais na área da saúde, a ponto de ser responsável por um cuidado humano de qualidade inferior ao que oferecíamos há algumas décadas. Nos casos em que a doença se mostra maior que a medicina, a proximidade entre médicos e pacientes pode ser muito mais eficaz que as tecnologias de ponta disponíveis.

Ainda no século passado, Dame Cicely Saunders deu início a um movimento que fundou uma nova visão dos cuidados paliativos, assim caracterizados na definição da Organização Mundial da Saúde (OMS): "Abordagem que melhora a qualidade de vida dos pacientes e de familiares que enfrentam problemas associados a doenças que ameaçam a vida. Objetiva-se prevenir e aliviar o sofrimento por meio da identificação precoce e do manejo exemplar da dor e de outros problemas, sejam eles de ordem física, psicossocial ou espiritual".[1]

A boa prática dos cuidados paliativos norteia-se por valores muito bem definidos:

- afirmar a vida e considerar o morrer um processo normal;
- promover o alívio da dor e de outros sintomas desconfortáveis;
- ter em mente que o objetivo essencial não é acelerar o processo de morrer, tampouco postergá-lo;
- integrar os aspectos psicossociais e espirituais do cuidado do paciente;
- oferecer um sistema de apoio que auxilie o paciente a viver da forma mais ativa possível até sua morte;
- auxiliar a família a lidar com o processo da doença e do luto;
- ter como foco essencial a qualidade de vida, a qual influencia positivamente o curso da doença;
- levar em conta que os cuidados paliativos podem ser aplicados em fases precoces da doença, simultaneamente a terapias que visem ao prolongamento do tempo de vida.

Os cuidados paliativos podem ser oferecidos em níveis de complexidade diferentes, de acordo com as necessidades do paciente e da família, da capacitação da equipe de saúde envolvida no cuidado e da disponibilidade de

1. Definição disponível em: <http://www.who.int/cancer/palliative/definition/en/>. Acesso em: 2 out. 2018.

equipes especializadas. Em todos os níveis de complexidade, no entanto, os benefícios são percebidos por todos os envolvidos no cuidado, incluindo a própria equipe de saúde. É justamente esse ganho valioso e global que faz dos cuidados paliativos uma prática que deve ser pautada pela boa capacitação técnica, humana e administrativa. Caso contrário, corre-se o risco de migrar para o polo oposto, até mesmo aumentando o sofrimento que supostamente deveria ser aliviado.

Este manual não tem como objetivo determinar regras definitivas a respeito das melhores práticas em cuidados paliativos. Assim como cada paciente e cada família são únicos, devendo por isso ser tratados como tal, as condutas em cuidados paliativos têm de ser pautadas pelo bom senso e pela individualização das abordagens. Nem sempre há apenas um caminho a ser seguido – e, mesmo que houvesse, é comum que uma estratégia extremamente eficaz para uns resulte em completo fracasso para outros. Mas hoje já dispomos de dados suficientes na literatura que nos permitem desenhar protocolos mais seguros e eficazes, aumentando as chances de aliviar o sofrimento dos pacientes e melhorar sua qualidade de vida. São esses dados da literatura que permeiam as páginas deste trabalho. No entanto, a valiosa experiência pessoal dos profissionais envolvidos nesta obra não poderia, de forma nenhuma, ser menosprezada. Assim, muitas são as situações nas quais as opiniões dos membros da equipe são expostas e debatidas, resultando em diretrizes únicas que refletem fielmente a assistência oferecida aos pacientes no Centro Avançado em Terapias de Suporte e Medicina Integrativa do Hospital Alemão Oswaldo Cruz.

Os organizadores

1
Avaliação prognóstica em cuidados paliativos

A estimativa do prognóstico dos pacientes em cuidados paliativos é importante para definir as estratégias que serão adotadas, considerando que discussões francas a respeito podem alterar um plano de cuidados. O esclarecimento do prognóstico assegura que o paciente decida de forma autônoma e consciente sobre os potenciais tratamentos ou intervenções, oferecendo-lhe expectativas realistas e permitindo-lhe a reorganização de questões emocionais, financeiras e logísticas.

Além disso, evita que sejam adotadas estratégias incoerentes ou fúteis, que possam favorecer a indesejável prática da distanásia, além de terem impacto financeiro considerável.

INDICAÇÃO PARA USO DA AVALIAÇÃO PROGNÓSTICA

As ferramentas de avaliação prognóstica devem ser utilizadas para pacientes em cuidados paliativos que estejam na iminência de definir novas estratégias terapêuticas ou procedimentos. Não há necessidade de repeti-las em intervalos frequentes, com exceção das situações em que um problema agudo inesperado possa comprometer gravemente o prognóstico e modificar as estratégias terapêuticas inicialmente adotadas.

FERRAMENTAS DE AVALIAÇÃO PROGNÓSTICA

Recomendação: aplicação de duas ferramentas já bem estabelecidas na prática dos cuidados paliativos. A primeira delas é a **PPS (Palliative Performance**

Scale versão 2) [1-3], já disponível em língua portuguesa (veja o Quadro 1) [4]. Pacientes com PPS de 50% têm uma probabilidade inferior a 10% de estar vivos dentro de seis meses. Após a determinação do escore de **PPS,** deve ser aplicado o **PPI (Palliative Prognostic Index)** [5], o qual inclui o escore **PPS** no processo. O **PPI** determina a estimativa de prognóstico de acordo com a pontuação final obtida, que varia de 0 a 15 pontos:

- PPI de 0 a 4: estimativa de sobrevida maior que seis semanas.
- PPI de 5 a 6: estimativa de sobrevida inferior a seis semanas.
- PPI maior que 6: estimativa de sobrevida inferior a três semanas.

Quadro 1 – Palliative Performance Scale (PPS) – versão em português

%	DEAMBULAÇÃO	ATIVIDADE E EVIDÊNCIA DA DOENÇA	AUTOCUIDADO	INGESTA	NÍVEL DE CONSCIÊNCIA
100	Completa	Atividade normal e trabalho; sem evidência de doença	Completo	Normal	Completo
90	Completa	Atividade normal e trabalho; alguma evidência de doença	Completo	Normal	Completo
80	Completa	Atividade normal com esforço; alguma evidência de doença	Completo	Normal ou reduzida	Completo
70	Reduzida	Incapaz para o trabalho; doença significativa	Completo	Normal ou reduzida	Completo
60	Reduzida	Incapaz para *hobbies*/trabalho doméstico; doença significativa	Assistência ocasional	Normal ou reduzida	Completo ou períodos de confusão
50	Maior parte do tempo deitado ou sentado	Incapacitação para qualquer trabalho	Assistência considerável	Normal ou reduzida	Completo ou períodos de confusão
40	Maior parte do tempo acamado	Incapaz para a maioria das atividades	Assistência quase completa	Normal ou reduzida	Completo ou sonolência, com ou sem confusão
30	Totalmente acamado	Incapaz para qualquer atividade; doença extensa	Dependência completa	Normal ou reduzida	Completo ou sonolência, com ou sem confusão
20	Totalmente acamado	Incapaz para qualquer atividade; doença extensa	Dependência completa	Mínima ou em pequenos goles	Completo ou sonolência, com ou sem confusão
10	Totalmente acamado	Incapaz para qualquer atividade; doença extensa	Dependência completa	Cuidados com a boca	Sonolência ou coma, com ou sem confusão
0	Morte	-	-	-	-

Quadro 2 – Palliative Prognostic Index (PPI) – versão em português

			MÁXIMO POSSÍVEL
Palliative Performance Scale - PPS (%)	10-20	4	4
	30-50	2,5	
	60 ou mais	0	
Ingesta oral	Muito reduzida	2,5	2,5
	Reduzida	1	
	Normal	0	
Edema	Presente	1	1
	Ausente	0	
Dispneia em repouso	Presente	3,5	3,5
	Ausente	0	
Delirium	Presente	4	4
	Ausente	0	
	TOTAL		15

INSTRUÇÕES PARA A APLICAÇÃO DA PPS

1. Os escores PPS são determinados lendo-se a tabela na horizontal, em cada linha, até encontrar o nível ou as características que "melhor se adaptam" ao paciente que está sendo avaliado.
2. Comece com a coluna da esquerda e leia de cima para baixo até encontrar a descrição de "deambulação" apropriada. Siga então para a próxima coluna e leia-a de cima para baixo novamente até encontrar a melhor descrição de "atividade ou evidência de doença". Esses passos são repetidos por todas as cinco colunas antes de atribuir o PPS ao paciente. Note que as colunas mais à esquerda são características mais "fortes" na determinação do escore e, em geral, assumem maior importância que as outras.

   Exemplo 1 – Um paciente que permaneça a maior parte do dia sentado ou deitado devido à fadiga causada por uma doença avançada, que requeira assistência considerável para caminhar até mesmo pequenas distâncias, seja plenamente consciente e tenha ingestão alimentar boa seria caracterizado com PPS de 50%.

Exemplo 2 – Um paciente que tenha se tornado tetraplégico, requerendo cuidado total, teria PPS de 30%. Embora esse paciente possa ser colocado em uma cadeira de rodas (e talvez considerado com PPS de 50%), o escore é 30% porque, de outra forma, ele ficaria totalmente restrito ao leito devido à doença ou a complicações se não fosse pela ajuda do cuidador. O paciente pode ter ingestão alimentar e nível de consciência normais.

Exemplo 3 – Entretanto, se o paciente do exemplo 2 fosse paraplégico e ficasse restrito ao leito, mas ainda fosse capaz de cuidar de si – como comer sem auxílio –, o PPS seria algo como 40% ou 50% desde que o paciente não necessitasse de cuidados o tempo todo.

3 A PPS sempre apresenta incrementos de 10%. Às vezes é muito fácil identificar, em uma ou mais colunas, a descrição em que melhor se adapta o paciente. Entretanto, em uma ou duas colunas pode parecer que a descrição mais adequada está num nível maior ou menor. Nesse contexto, deve-se escolher, como um todo, o nível que mais bem descreve a condição do paciente. Escolher um "meio-termo", como um PPS de 45%, não é correto. A combinação entre julgamento clínico e a "importância maior das colunas da esquerda" é usada para determinar se 40% ou 50% é o escore mais apropriado para o paciente.

4 A PPS tem muitas utilidades. Primeiro, é um excelente instrumento de comunicação que descreve de maneira rápida o estado funcional atual do paciente. Segundo, pode ser útil como critério de avaliação de capacidade de trabalho e servir como referência para avaliações futuras, permitindo a análise de sua evolução. Além disso, parece ter valor prognóstico.

DEFINIÇÃO DE TERMOS PARA A PPS

Como veremos a seguir, alguns termos têm significados semelhantes. As diferenças são mais perceptíveis à medida que se leem as informações horizontalmente, em cada linha, até encontrar a mais pertinente como um todo, usando as informações das cinco colunas.

Deambulação

Os termos "maior parte do tempo sentado ou deitado", "maior parte do tempo acamado" e "totalmente acamado" são muito semelhantes. As pequenas diferenças estão relacionadas com os itens da coluna "autocuidado". Por exemplo, "totalmente acamado" com PPS 30% implica profunda fraqueza ou paralisia, de forma que o paciente não apenas não consiga sair da cama como não seja capaz de realizar nenhuma atividade de autocuidado. A diferença entre "maior parte do tempo sentado ou deitado" e "acamado" é proporcional à quantidade de tempo que o paciente é capaz de sentar-se *versus* sua necessidade de deitar-se.

Deambulação reduzida caracteriza os PPSs 60% e 70%. Usando a coluna adjacente, a redução na deambulação está ligada à incapacidade de desempenhar seu trabalho normalmente, realizar as atividades em casa e se dedicar aos *hobbies*. A pessoa ainda é capaz de caminhar e transferir-se sozinho, mas, com PPS de 60%, necessita de assistência ocasional.

Atividade e evidência da doença

"Alguma evidência de doença", "doença significativa" e "doença extensa" referem-se a características físicas e clínicas que evidenciam graus de progressão. Por exemplo, em câncer de mama, uma recidiva local poderia implicar "alguma evidência de doença"; uma ou duas metástases no pulmão ou nos ossos poderia implicar "doença significativa"; múltiplas metástases em pulmão, ossos, fígado e cérebro, hipercalcemia e outras complicações graves poderiam caracterizar "doença extensa". A extensão pode também se referir à progressão da doença, a despeito dos tratamentos. Na aids, "alguma evidência de doença" poderia significar a transição de HIV para aids e "doença significativa" implicaria progressão no declínio físico, sintomas novos ou de manuseio difícil e baixas contagens de CD4\CD8. A expressão "doença extensa" implicaria uma ou mais complicações graves com ou sem a continuidade do uso de antirretrovirais, antibióticos etc.

A extensão da doença é também avaliada no contexto da capacidade de manutenção das atividades de trabalho e da dedicação aos *hobbies*. Declínio na atividade pode significar, por exemplo, que a pessoa ainda joga futebol, mas apenas 10 minutos em vez de 90. Aqueles que gostam de andar reduzirão gradualmente a distância percorrida, embora possam continuar tentando andar (inclusive nos corredores do hospital), às vezes até num período bem próximo da morte.

Autocuidado

"Assistência ocasional" significa que na maioria do tempo os pacientes são capazes de transferir-se para fora do leito, caminhar, tomar banho, ir ao banheiro e comer por si sós, mas ocasionalmente (talvez uma vez ao dia ou poucas vezes na semana) requeiram pequena assistência.

"Assistência considerável" significa que regularmente, todos os dias, o paciente necessita de ajuda, em geral de uma pessoa, para desempenhar algumas das atividades citadas anteriormente. Por exemplo, a pessoa precisa de ajuda para ir ao banheiro, mas é capaz de escovar os dentes ou pelo menos lavar as mãos e o rosto. Os alimentos precisarão, com frequência, ser cortados, mas o paciente é capaz de comê-los como quiser.

"Assistência quase completa" é uma extensão de "considerável". Usando o exemplo do parágrafo anterior, o paciente agora necessita de ajuda para levantar-se e também para lavar o rosto e escovar os dentes, mas consegue comer sozinho ou com ajuda mínima. Isso pode variar de acordo com a fadiga que apresenta durante o dia.

"Dependência completa" significa que o paciente é totalmente incapaz de comer sem ajuda, ir ao banheiro ou realizar qualquer autocuidado. Dependendo da situação clínica, ele pode ou não mastigar e engolir o alimento preparado e servido a ele.

Ingesta

Mudanças na ingestão alimentar são fáceis de compreender. "Ingesta normal" se refere aos hábitos normais de alimentação da pessoa enquanto estava sadia. "Ingesta reduzida" significa qualquer redução nesse padrão, o que varia bastante de acordo com as circunstâncias individuais. "Ingesta mínima ou em pequenos goles" refere-se a uma quantidade muito pequena de alimento, em geral pastoso ou líquido, que está bem abaixo das necessidades nutricionais.

Nível de consciência

O nível de consciência "completo" implica estado de alerta total e orientação com boas habilidades cognitivas em vários domínios de pensamento, memória etc. O termo "confusão" é usado para descrever a presença de *delirium* ou demência, indicando um nível de consciência reduzido. Pode ser leve, moderado ou grave, contando com várias possibilidades etiológicas. "Sonolência"implica fadiga – efeito colateral de drogas, *delirium* ou proximidade da morte –, sendo às vezes incluída no conceito de estupor. "Coma", nesse contexto, é a ausência de resposta a estímulo físico ou verbal; alguns reflexos podem ou não estar presentes. A profundidade do coma pode variar ao longo das 24 horas do dia.

A Escala de Desempenho em Cuidados Paliativos versão 2 (EDCP v2) foi elaborada pela Victoria Hospice Society e substitui a primeira EDCP, publicada em 1996. Ela não pode ser alterada nem usada de nenhuma forma diferente da orientada e descrita aqui. Disponível em formato Word eletrônico sob encomenda pelo e-mail: edu.hospice@viha.ca.

REFERÊNCIAS

1. Anderson, F. *et al.* "Palliative Performance Scale (PPS): a new tool". *J Palliat Care*, 1996. **12**: p. 5-11.
2. Morita, T. *et al.* "Validity of the palliative performance scale from a survival perspective". *J Pain Symptom Manage*, 1999. **18**: p. 2-3.
3. Victoria Hospice Society. *Palliative Performance Scale (PPSv2) version* 2. 2006. Disponível em: <http://www.victoriahospice.org/sites/default/files/imce/PPS%20ENGLISH.pdf>. Acesso em: 4 out. 2018.
4. Maciel, M.; Carvalho, R. *Palliative Performance Scale – PPS versão* 2. 2009. Disponível em: <https://www.victoriahospice.org/sites/default/files/pps_portugese_0.pdf>. Acesso em: 28 set. 2018.
5. Morita, T. *et al.* "'Improved accuracy of physicians' survival predictions for terminally ill cancer patients using the palliative prognostic index". *Palliat Med*, 2001. **15**: p. 419-24.

2
Dor

A dor pode ser definida como uma experiência sensorial e emocional desagradável associada a um dano tecidual real ou potencial, ou descrita como relacionada com tais danos [1]. É o sintoma mais prevalente entre pacientes em cuidados paliativos. A dor é relatada por 59% daqueles com diagnóstico de câncer em tratamento oncológico, alcançando 64% naqueles com doença avançada e 33% nos que receberam tratamentos curativos [2]. Pacientes não oncológicos também apresentam alta incidência de dor em seus últimos dois anos de vida, chegando a 48% naqueles com falência cardíaca e 50% entre idosos frágeis [3]. Entre 32% e 60% dos pacientes com doenças pulmonares obstrutivas crônicas (DPOC) e mais de 60% dos portadores de falência renal crônica apresentam dor significativa [4, 5]. Nos pacientes encaminhados para *hospices*[1] [6], independentemente da doença de base, a incidência de dor pode alcançar alarmantes 70%; metade deles classifica a dor como moderada e cerca de 1/3 apresenta dor intensa [7].

A maior dificuldade no tratamento da dor consiste no fato de o sintoma ser causado por experiências multidimensionais, que se mostram ao mesmo tempo integradas e difíceis de ser tratadas isoladamente. Embora a avaliação da dor no contexto físico seja muito importante, o bem-estar psicológico e espiritual precisa ser considerado, pois influencia a percepção e a sensação da dor. Assim, o tratamento deve ser multidisciplinar, não apenas baseado em medicamentos [8].

---

1. "Instituições que oferecem cuidados para pessoas com diagnóstico de doença crônica ou que ameace a vida, independentemente dos tratamentos que visem à cura. Objetivam qualidade de vida e envolvem o paciente e a família nos cuidados".

A presença de dor crônica mal controlada tem impacto negativo significativo na qualidade de vida dos pacientes e de seus familiares, resultando em maior incidência de transtornos do sono, depressão/ansiedade, isolamento, comprometimento das relações sociais e familiares, entre outros. Há cada vez mais evidências de que o controle adequado de sintomas (em especial a dor) contribui inclusive para o aumento da sobrevida dos pacientes [9]. Além disso, a dor crônica inadequadamente tratada pode causar sensibilização da percepção de dor, dificultando o tratamento do sintoma. Por todos esses motivos, a dor deve ser investigada e tratada de forma correta e efetiva.

CLASSIFICAÇÃO FISIOPATOLÓGICA DA DOR

- **Dor nociceptiva:** resulta de dano a estruturas somáticas e viscerais, implicando a ativação de nociceptores (presentes na pele, nas vísceras, nos músculos e nos tecidos conectivos). Pode ser dividida em somática e visceral [10-12].
- **Dor nociceptiva somática:** bem localizada, restrita a um ponto específico, latejante e descrita como uma pressão, piora com movimentos e melhora com repouso. Exemplo: pós-operatória, metástases ósseas, osteoartrose.
- **Dor nociceptiva visceral:** difusa, mal localizada, em cólicas ou aperto, podendo estar associada a reações autonômicas (náuseas, sudorese, palidez). Exemplo: dor relacionada com compressão, infiltração ou distensão de vísceras abdominais ou torácicas, cálculos renais.
- **Dor neuropática:** resulta de lesão do sistema nervoso periférico ou central. Em geral é descrita como queimação ou agulhadas, podendo estar associada a hiperalgesia ou alodinia. Exemplo: neurite pós-herpética, compressão radicular, neuropatia induzida pela quimioterapia.
- **Dor mista:** associa componentes tanto de dor nociceptiva quanto de dor neuropática.
- **Dor total:** conceito definido por Cicely Saunders, refere-se à presença de componentes emocionais, sociais e espirituais da dor, que se não abordados adequadamente podem comprometer o alívio do sintoma [13].

CLASSIFICAÇÃO TEMPORAL DA DOR

- **Dor aguda:** de início súbito, geralmente relacionada com lesões agudas facilmente identificáveis pelo paciente, e quase sempre acompanhada de alterações dos sinais vitais (aumento de frequência cardíaca, aumento da pressão arterial, alteração do padrão respiratório e alterações comportamentais).
- **Dor crônica:** duração maior que três meses, podendo persistir mesmo após a cicatrização de lesões; em geral tem repercussões em vários aspectos da vida diária, como mobilidade, sono, apetite/estado nutricional; pode resultar em ansiedade, medo, mau humor, frustração, depressão e até ideação suicida. A dor crônica deixa então de ser um sintoma e passa a ser uma doença em si, persistindo mesmo quando o estímulo desencadeante não está mais presente. Ela está fortemente associada a mecanismos de sensibilização central, beneficiando-se portanto de estratégias que envolvam a dessensibilização.
- **Dor intermitente:** quadro pontual que surge a intervalos relativamente regulares.
- **Dor episódica** (*breakthrough pain*)**:** exacerbação transitória de quadro álgico relativamente estável e adequadamente controlado. Está relacionada

Figura 1 – Classificação fisiopatológica da dor

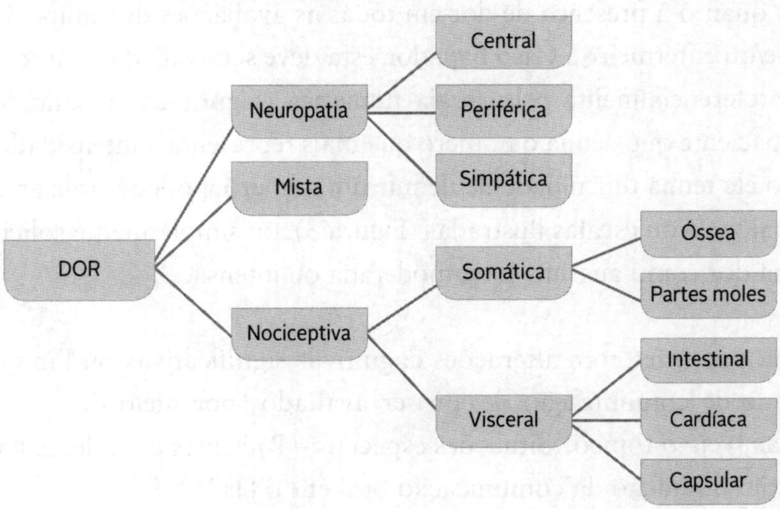

com uma situação específica, como movimentação ou banho (**dor incidental**) [14, 15], ou ocorre sistematicamente pouco antes da próxima dose programada de opioides (**dor por fim do efeito analgésico**). Pode, ainda, ocorrer sem nenhum estímulo aparente. Em geral, a dor cessa assim que a situação desencadeante é interrompida ou o paciente recebe o opioide.

Nota: quando não relacionada com fatores desencadeantes identificáveis, a dor episódica é extremamente estressante para o paciente e desafiadora para quem o trata, visto que os episódios costumam ter curta duração – o que limita a utilidade dos opioides comumente usados no cenário ambulatorial, cujo início de ação acaba sendo posterior ao término do episódio de dor.

PRINCIPAIS CAUSAS DE DOR EM CUIDADOS PALIATIVOS

As principais causas de dor em pacientes em cuidados paliativos estão descritas nos quadros 1 e 2, bem como seus mecanismos fisiopatológicos mais importantes.

AVALIAÇÃO INICIAL

Intensidade da dor

Recomendação: todos os pacientes em cuidados paliativos devem ser questionados quanto à presença de dor em todas as avaliações da equipe de saúde (médico e/ou enfermeiro). Caso haja dor, esta deve ser avaliada quanto à intensidade, preferencialmente pela escala numérica (Figura 2), solicitando-se ao próprio paciente que defina o número que mais representa a intensidade de sua dor. Caso ele tenha dificuldade de definir um número, pode-se utilizar a escala visual analógica ou escalas ilustradas (Figura 3), ou simplesmente solicitar que defina sua dor como ausente, leve, moderada ou intensa.

Nota: pacientes com alterações cognitivas significativas ou limitação da capacidade de comunicação devem ser avaliados por meio de ferramentas específicas (veja o tópico "Situações especiais – Pacientes com demências; Pacientes com limitação da comunicação oral em UTIs").

Quadro 1 – Principais condições relacionadas com a ocorrência de dor em pacientes oncológicos em cuidados paliativos

CAUSA DA DOR	ETIOLOGIA	FISIOPATOLOGIA PROVÁVEL DA DOR
Relacionada diretamente com a neoplasia (85%)	Infiltração óssea	Nociceptiva somática
	Infiltração ou compressão neural	Neuropática
	Infiltração de tecidos moles	Nociceptiva somática
	Infiltração ou compressão de vísceras	Nociceptiva visceral
	Aumento da pressão intracraniana	Neuropática
	Infiltração vascular (arterial, venosa e/ou linfática)	Nociceptiva somática
Relacionada com o tratamento oncológico	Lesão tecidual pós-operatória ou induzida por radioterapia (fibrose)	Nociceptiva somática ou visceral
	Lesão de raízes nervosas pós-operatória (membro fantasma e síndrome dolorosa persistente pós-operatória)	Neuropática
	Neurotoxicidade induzida por quimioterápicos ou radioterapia	Neuropática
	Mucosite induzida por quimioterapia ou radioterapia	Nociceptiva somática
	Mialgia induzida pela quimioterapia	Nociceptiva somática
	Lesões cutâneas associadas à quimioterapia ou à radioterapia	Nociceptiva somática
	Neuropatia pós-herpética relacionada com complicações da quimioterapia	Neuropática
Não relacionada com o câncer nem com seu tratamento	Neuropatia diabética	Neuropática
	Doenças degenerativas osteomusculares	Nociceptiva somática

Figura 2 – Escala visual numérica para avaliação da dor

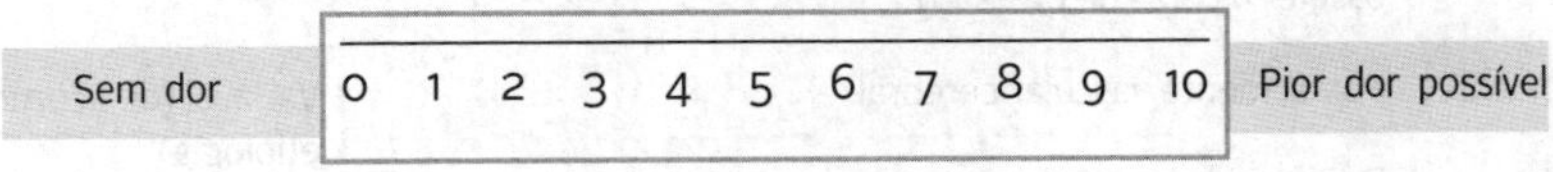

Figura 3 – Escala visual analógica para avaliação da dor

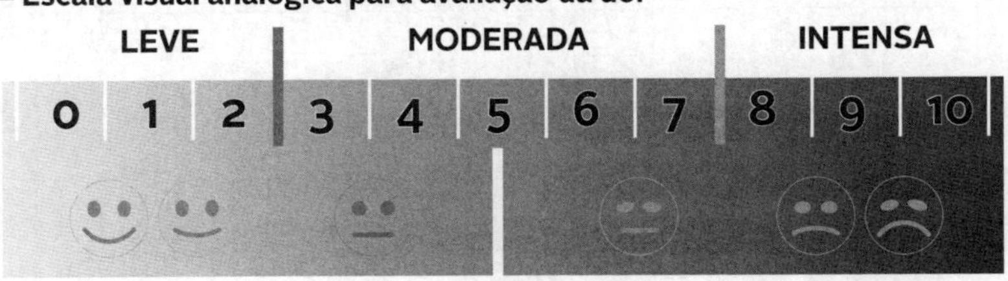

Quadro 2 – Principais condições relacionadas com a ocorrência de dor em pacientes não oncológicos em cuidados paliativos

DIAGNÓSTICO DE BASE PRINCIPAL	ETIOLOGIA	FISIOPATOLOGIA PROVÁVEL DA DOR
Falência cardíaca [16]	Doença coronariana isquêmica	Nociceptiva visceral
	Doenças degenerativas osteoarticulares (osteoartrite, lombalgia)	Nociceptiva somática
	Neuropatia diabética	Neuropática
Doença pulmonar obstrutiva crônica [4, 17]	Dor torácica relacionada com a hiperinsuflação pulmonar (pressão na parede torácica, na coluna e no diafragma)	Nociceptiva somática e/ou visceral
	Osteoporose (e suas complicações ósseas)	Nociceptiva somática
	Doenças degenerativas osteomusculares (osteoartrite, lombalgia)	Nociceptiva somática
Falência renal [5, 18]	Doença policística renal	Nociceptiva visceral
	Complicações com o acesso da hemodiálise (infecções, neuropatia isquêmica)	Nociceptiva somática e/ou neuropática
	Complicações osteoarticulares (osteodistrofia, osteoartrite)	Nociceptiva somática
	Complicações relacionadas com a diálise (cefaleia, câimbras, distensão abdominal, artropatia amiloide)	Nociceptiva somática ou visceral
	Neuropatia diabética	Neuropática
Demências [19]	Comorbidades (neuropatia diabética, doenças cardiovasculares ou cerebrovasculares, limitações físicas, doenças osteomusculares degenerativas)	Variável (de acordo com a etiologia)
	Dor central, relacionada com o processo degenerativo próprio das demências	
	Dor decorrente das lesões do imobilismo e da caquexia em estágios avançados de doença (contraturas, deformidades ósseas, úlceras de pressão)	
Doenças neurológicas	Pós-acidente vascular cerebral	Variável (de acordo com a etiologia)
	Doenças do neurônio motor	
	Doença de Parkinson	

Caracterização da dor

Recomendação: sugere-se adotar uma abordagem sistemática para a avaliação de todas as dimensões envolvidas na fisiopatologia da dor – física, emocional, espiritual e social (Quadro 3).

Quadro 3 – Caracterização da dor

Evolução da dor (início, duração, comportamento): dor aguda, crônica, episódica, incidental, intermitente
Localização e irradiação
Características: • em facada, latejante ou pressão indicam dor somática (pele, músculos e ossos) • em pontada, cólicas ou torção apontam para dor visceral • paroxística, em queimação, formigamentos ou com choques denotam dor neuropática
Impacto da dor nas atividades diárias e no estado emocional (humor, alimentação, sono, relacionamentos interpessoais, atividades físicas e laborais)
Fatores de melhora ou piora (movimento, postura, variações de temperatura)
Esquema atual de tratamento da dor
Esquemas anteriores de tratamento da dor (e resposta obtida)
Histórico de abuso de drogas, transtornos psiquiátricos (ansiedade, depressão, pânico, somatização etc.)
Expectativas do paciente/dos familiares quanto à dor

OBJETIVOS ESSENCIAIS DO TRATAMENTO

A abordagem da dor tem como objetivo a otimização de seu tratamento em cinco dimensões, chamadas de "os 5 As" [20]:

- analgesia: alívio da dor;
- atividades: otimizar as atividades psicossociais rotineiras;
- efeitos adversos: minimizar os efeitos adversos do tratamento;
- uso aberrante de medicamentos: evitar o uso excessivo/adição;
- influência (do inglês *affect*): relação entre a dor e o humor da pessoa.

CORREÇÃO DAS CAUSAS DA DOR

Recomendação: sempre que possível, deve-se corrigir a causa da dor. Por exemplo: controle da neoplasia (cirurgia, quimioterapia, radioterapia, hormonioterapia), controle da hipertensão intracraniana, controle de infecções, redução da dose de quimioterápicos causadores de neuropatia etc.

TRATAMENTO FARMACOLÓGICO

Princípios do tratamento farmacológico da dor

- Dar preferência à administração de medicamentos por vias não parenterais (oral e transdérmica), reservando as vias subcutânea e endovenosa para pacientes nos quais a via oral não está disponível (distúrbios de deglutição e vômitos, por exemplo).
- Os analgésicos devem ser administrados regularmente (e não "se necessário"), respeitando as características farmacológicas de cada droga (à exceção de pacientes que permanecem sem dor a maior parte do tempo, mas apresentam episódios de dor aguda a ser tratada por ocorrência).
- Os analgésicos devem ser indicados de acordo com a intensidade da dor (escada analgésica da OMS – Figura 4), o esquema analgésico atual, as comorbidades e o comportamento da dor no decorrer do dia.
- As doses dos analgésicos devem ser tituladas de acordo com as necessidades individuais, objetivando o melhor controle do sintoma possível com o mínimo de efeitos colaterais.
- A titulação de doses deve ser mais criteriosa em pacientes com disfunção hepática ou renal, doenças pulmonares obstrutivas crônicas ou com capacidade funcional comprometida.
- Doses de resgate devem ser sempre prescritas.
- É preciso oferecer ao paciente e a seus familiares orientação detalhada sobre a posologia, o manejo das doses de resgate e os efeitos colaterais esperados (e seu manejo).

PACIENTES COM DOR NOCICEPTIVA

Dor leve (1-3)

Recomendação: devem-se utilizar analgésicos não opioides ou anti-inflamatórios, associados ou não a medicamentos adjuvantes (Quadro 4). Associar adjuvantes, se necessário (veja o tópico "Medicamentos adjuvantes").

Figura 4 – Escada analgésica da OMS (adaptada) [21, 22]

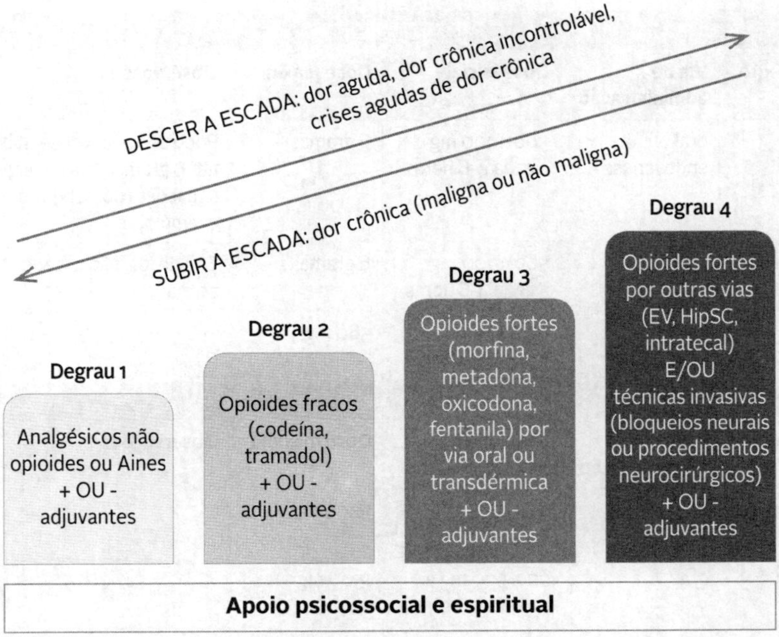

Aine: Anti-inflamatório não esteroidal

Nota: O uso crônico de anti-inflamatórios não esteroidais pode resultar em efeitos adversos significativos, como problemas tromboembólicos e cardiovasculares, insuficiência renal/hepática, trombocitopenia e distúrbios gastrintestinais. Mesmo os inibidores da ciclo-oxigenase (COX) – **etoricoxibe, celecoxibe** e **parecoxibe** – apresentam esse perfil de toxicidade, estando sua vantagem restrita aos efeitos adversos gastrintestinais. Recomendamos seu uso apenas por curtos períodos.

Dica: Em casos em que a dor é de origem inflamatória e bem localizada (por exemplo, artrite reumatoide, entorses ou contusões), pode-se utilizar anti-inflamatórios tópicos, como **flurbiprofeno** 40 mg (um adesivo transdérmico no local afetado a cada 12 horas) ou **arnica gel** (aplicação tópica com massagem local três a quatro vezes ao dia).

Quadro 4 – Analgésicos não opioides e anti-inflamatórios disponíveis para o tratamento da dor leve

ANALGÉSICOS SIMPLES				
Medicamento	**Via de administração**	**Dose inicial**	**Dose máxima**	**Observações**
Dipirona	oral ou endovenosa	500-1000 mg a cada 4-6 horas	6 gramas	Pode ser usada dose máxima de até 8 gramas/dia em algumas situações (pós-operatório, por exemplo)
Paracetamol	oral	500-1000 mg a cada 4-6 horas	6 gramas	Em idosos, não exceder 3 gramas ao dia
Viminol	oral	70 mg a cada 6-8 horas	560 mg	
ANTI-INFLAMATÓRIOS NÃO ESTEROIDAIS				
Medicamento	**Via de administração**	**Dose inicial**	**Dose máxima**	**Observações**
Ibuprofeno	oral	400 mg a cada 6 horas	3200 mg	
Naproxeno	oral	220-500 mg a cada 8-12 horas	1500 mg	
Cetoprofeno	oral	50-100 mg a cada 8 horas	400 mg	
Cetorolaco	sublingual	10 mg a cada 6-8 horas	90 mg	Utilizar por até 5 dias; em idosos, não ultrapassar 60 mg/dia.
Tenoxican	oral ou endovenosa	20-40 mg a cada 12-24 horas	80 mg	
Celecoxibe	oral	100 mg a cada 12 horas	400 mg	
Etoricoxibe	oral	60-90 mg a cada 24 horas	90 mg	
Parecoxibe	endovenosa	20-40 mg a cada 12 horas	80 mg	

Dor moderada (4 a 7)

Recomendação: iniciar **codeína** na dose de 30 mg por via oral a cada 6 horas, ou **tramadol** 50 mg por via oral a cada 6 horas, associados ou não a analgésicos não opioides como **paracetamol** 500 mg a cada 6 horas. Para pacientes oncológicos, podem-se prescrever opioides fortes em baixas doses como primeira opção, como **morfina** 5 mg por via oral a cada 4-6 horas (até 30 mg ao dia) ou **oxicodona** 10 mg por via oral a cada 12 horas [23]. O uso de **buprenorfina** transdérmica na dose de 5 mcg/h (um adesivo trocado semanalmente) também é uma opção, pela comodidade. Associar adjuvantes, se necessário (veja o tópico "Medicamentos adjuvantes").

Nota 1: estudo recente avaliou o uso de **morfina** em doses baixas comparado com opioides fracos em pacientes oncológicos com dor moderada. Entre os 240 pacientes estudados, foram observados melhores resultados no grupo que utilizou **morfina** em baixas doses, com maiores taxas de resposta e controle de dor mais precoce, sem diferenças significativas na ocorrência de efeitos adversos. Uma revisão recente demonstrou que a utilização de **oxicodona** como primeira opção mostrou-se similar à **morfina** em pacientes oncológicos, tanto em eficácia quanto em segurança [24, 25].

Nota 2: para **codeína** sem associação com **paracetamol**, a dose máxima diária é de 360 mg [26]. Se associada a **paracetamol** 500 mg, considerar 180 mg como dose máxima diária. Cabe ressaltar o efeito do **paracetamol** na inibição das vias serotoninérgicas da dor, proporcionando um efeito adicional de bem-estar aos pacientes.

Nota 3: para **tramadol**, a dose máxima diária é de 400 mg (em idosos acima de 75 anos, não ultrapassar 300 mg). É recomendável evitar o uso de **tramadol** em pacientes que fazem uso de outras drogas serotoninérgicas, como antidepressivos tricíclicos (**amitriptilina, nortriptilina**), inibidores seletivos da recaptação da serotonina (**citalopram, escitalopram, fluoxetina, paroxetina, sertralina**) ou inibidores da monoaminoxidase devido ao risco de síndrome serotoninérgica, caracterizada por transtornos cognitivos, agitação, espasmos musculares, ataxia, hiper-reflexia, sudorese e tremores.

Dor intensa (8-10)

Recomendação: iniciar **morfina de liberação rápida** na dose de 5-10 mg por via oral a cada 4 horas e titular a dose de acordo com a resposta obtida. Prescrever doses de resgate de **morfina de liberação rápida** até a cada 60 minutos, em dose equivalente a 10%-20% da dose total administrada nas 24 horas. Após 24-48 horas, avaliar a necessidade de titulação da dose de **morfina** (Quadro 5). Uma opção para pacientes oncológicos é **oxicodona** na dose inicial de 10 mg por via oral a cada 12 horas. Para pacientes nos quais a via oral não esteja disponível, iniciar **morfina** 2-5 mg por via endovenosa a cada 4 horas ou 2,5-4 mg via hipodermóclise a cada 4 horas ou por infusão contínua em bomba de PCA (veja o tópico "Dor intensa de difícil controle"). Outra opção é o uso da **buprenorfina** transdérmica, iniciando-se com adesivo de 5 mg semanalmente e aumentando-se a dose até adesivos de 20 mg [27].

Nota 1: em idosos, a dose inicial de **morfina de liberação rápida** pode ser reduzida para 2,5 a 5 mg por via oral a cada 4 horas. Para doses menores que 5 mg por via oral, pode ser necessário o uso da formulação em solução (10 mg/ml, ou seja, 0,3 mg/gota).

Nota 2: caso se utilize **oxicodona** ou **buprenorfina** como primeira opção, as doses de resgate devem ser feitas com morfina de liberação rápida. Para **oxicodona,** as doses de resgate devem ser de 10%-20% da dose equivalente em **morfina,** considerando que 1 mg **oxicodona** = 2 mg **morfina** (veja o exemplo a seguir). No caso da **buprenorfina,** os resgates de morfina devem ser um pouco maiores. Por exemplo, se utilizarmos fator de conversão de 5 mcg/h de **buprenorfina** = 9-13 mg/dia de **morfina** oral, as doses de resgate da **morfina** tradicionalmente seriam de 1-2 mg. No entanto, recomendamos resgates de 2,5-5 mg devido às características farmacológicas da **buprenorfina** e à sua forte ligação com receptores.

EXEMPLO
• O paciente recebeu inicialmente 20 mg/dia de oxicodona.
• A dose diária de morfina seria de 40 mg/dia.
• As doses de resgate da morfina seriam de 10%-20% da dose diária de morfina, ou seja, 4-8 mg por dose.

Dor muito intensa com necessidade de controle imediato

Recomendação: administrar 2-5 mg de **morfina** por via endovenosa e reavaliar após 15 minutos. Caso não haja nenhum alívio da dor, aumentar a dose administrada em 50%-100% e reavaliar a cada 15 minutos, aumentando-se a dose em 50% até obtenção do alívio. Somar todas as doses administradas até a

Quadro 5 – Titulação da dose de morfina

RESPOSTA ANALGÉSICA	CONDUTA
Controle adequado da dor (até 3 na escala numérica e com uso de até duas doses de resgate de morfina em 24 horas)	Manter dose utilizada
Controle inadequado da dor (mantendo dor acima de 3 na escala numérica ou com uso de três ou mais doses de escape de morfina em 24 horas)	Aumentar a dose diária de morfina em 20%-50%
Sem controle da dor ou com piora do sintoma	Aumentar a dose diária de morfina em 50%-100% Considerar necessidade de titulação por via endovenosa (veja o tópico "Dor muito intensa com necessidade de controle imediato")

obtenção do alívio e multiplicar a dose obtida por 6 para determinar a dose de morfina a ser administrada em 24 horas. Iniciar morfina por infusão contínua em bomba de PCA (Analgesia Controlada pelo Paciente), utilizando preferencialmente a concentração padronizada de 0,3 mg/ml (SACP 1 – Solução fisiológica 0,9% 97 ml com morfina 30 mg). Programar a bomba de infusão para o modo contínuo + *bolus*. Calcular a velocidade de infusão de acordo com a dose determinada para 24 horas. Programar *bolus* na dose de 50%-100% da dose que foi necessária para alívio da dor aguda, permitindo-se a administração de *bolus* a cada 15 minutos, com um máximo de três *bolus* por hora. Programar uma dose de ataque no início da infusão, em dose equivalente ao *bolus*.

EXEMPLO
• O paciente recebeu inicialmente 2 mg de morfina por via endovenosa e, depois de 5 minutos, mais 3 mg de morfina por essa mesma via, após os quais houve alívio da dor (dose necessária para obtenção de alívio = 5 mg).
• A dose de morfina que ele deverá receber em 24 horas será de 30 mg (5 mg x 6); portanto, a velocidade de infusão da bomba de PCA será de 1,25 mg/h (30 mg: 24 horas).
• Os *bolus* de morfina a ser administrados até a cada 15 minutos serão de 2,5-5 mg, com um máximo de 7,5-15 mg.

A velocidade de infusão deve ser reprogramada a cada 24 horas, considerando a quantidade de *bolus* necessária no período (somar os *bolus* administrados à dose total de morfina a ser infundida em 24 horas). Por exemplo: se o paciente estava com infusão de 1 mg/h (24 mg/24 h) e necessitou de 6 *bolus* de 1 mg nas últimas 24 h, ele utilizou 30 mg de morfina nesse período. Assim, a bomba de PCA deve ser reprogramada para 1,25 mg/h, totalizando 30 mg de morfina nas próximas 24 horas e mantendo-se, se necessário, os *bolus* de 1 mg a cada 15 minutos.

Nota 1: outra opção para infusão contínua de morfina é a concentração de 1 mg/ml (solução fisiológica 0,9% 90 ml com morfina 100 mg), ajustando-se a PCA como descrito para a solução padrão SACP1. No caso de indisponibilidade de PCA, pode-se utilizar essa solução (1 mg/ml) em bomba de infusão contínua, prescrevendo-se os *bolus* de morfina até a cada uma hora, a ser administrados pela enfermagem de acordo com a solicitação do paciente.

Nota 2: uma opção à PCA de morfina é a utilização de PCA de **fentanil**, na concentração de 1 mg/ml (solução fisiológica 0,9% 80 ml com fentanil 100 mg). Programar a bomba de infusão para o modo contínuo + *bolus*, com velocidade de infusão de 1 ml/h, com *bolus* de 1 ml até a cada 10 minutos, com máximo de 4 ml em *bolus* em uma hora. Assim como na PCA de morfina, a velocidade de infusão deve ser reprogramada a cada 24 horas, adicionando-se os *bolus* utilizados à quantidade total de fentanil a ser administrada nesse período.

Escape de dor em paciente em uso regular de opioides

Recomendação: administrar uma dose de **morfina de liberação rápida** (via oral, endovenosa ou hipodermóclise) equivalente a 10%-20% da dose de opioides administrada nas últimas 24 horas e reavaliar após o período esperado para eficácia da medicação (60 minutos para via oral, 15 minutos para via endovenosa e 30 minutos para hipodermóclise). Caso não haja alívio da dor, aumentar a dose administrada em 50%-100% e reavaliar a intervalos regulares (15 ou 60 minutos, de acordo com a via de administração da medicação), aumentando-se a dose até a obtenção do alívio. Depois de controlar a crise aguda de dor, titular a dose diária do opioide, aumentando-se em 20%-50%. Considerar a indicação de mudança da via de administração dos opioides para endovenosa, caso o paciente esteja em uso de opioides por via oral, para controle mais adequado da analgesia durante a titulação [28, 29].

Nota: caso seja possível identificar claramente as situações desencadeantes da dor (por exemplo, banho ou mobilização), a dose extra pode ser administrada 30-60 minutos antes da referida situação. Deve-se evitar o aumento da dose diária total de **morfina** nesses casos devido ao risco de doses excessivas, visto que geralmente o paciente não necessita de maiores doses de analgesia na maior parte do tempo. Deve-se avaliar caso a caso o risco/benefício de manter doses mais elevadas diárias.

Pacientes com indicação de redução de opioides

Recomendação: considerar uma redução de 10%-20% na dose de opioides quando o problema causador da dor foi resolvido, houve melhora do controle da dor com terapias não medicamentosas ou quando ocorrem efeitos adversos de difícil manejo em pacientes que ainda relatem dor igual ou inferior a 3. Em pacientes em situações de alto risco (por exemplo, insuficiência renal ou hepática), pode ser necessário reduzir a dose de opioides [30] (veja "Situações especiais – Pacientes em insuficiência renal; Pacientes em insuficiência hepática").

Pacientes com alto risco de abuso/uso inadequado de opioides

Recomendação: identificar fatores de risco para abuso/uso inadequado de opioides (história prévia de abuso/dependência de medicamentos controlados, drogas ilícitas ou álcool; história familiar de abuso de drogas ou álcool; história de transtornos psiquiátricos, incluindo ansiedade, depressão, transtorno de déficit de atenção e hiperatividade, estresse pós-traumático, transtorno bipolar ou esquizofrenia; vítimas de abuso sexual; antecedentes criminais com prisões prévias). Na presença de fatores de risco, monitorar a utilização dos opioides de forma mais cuidadosa, intensificando as orientações e os procedimentos educativos do paciente e dos familiares e mantendo controle rigoroso das receitas entregues. Também é recomendável aumentar o número de reavaliações pós-alta. A manutenção de um diário é recomendável para esse grupo de pacientes, bem como a contagem dos comprimidos fornecidos e utilizados.

Monitoramento e manejo de efeitos colaterais dos opioides

Recomendação: a orientação e a educação do paciente e de seus familiares quanto aos efeitos adversos mais frequentes dos opioides são essenciais para a adesão ao tratamento (Quadro 6).

Quadro 6 – Principais efeitos adversos dos opioides e seu manejo [31]

EFEITOS ADVERSOS	ORIENTAÇÕES AO PACIENTE E A SEUS FAMILIARES	MANEJO CLÍNICO
Constipação intestinal	• geralmente inevitável e persistente • os tratamentos podem ser apenas parcialmente efetivos	• dieta laxativa e ingestão de líquidos • prescrição profilática de laxativos, preferencialmente duas cápsulas de sene 100 mg à noite • se a constipação se instalar, bisacodil 5-15 mg por via oral ao dia (associar lactulona 20-60 ml por via oral ao dia, se necessário, ou 1 sachê de macrogol diluído em 125 ml de água duas a três vezes ao dia) • enema com fosfato de sódio (130 ml por via retal) ou supositórios de glicerina, conforme a necessidade (em caso de insucesso, utilizar clister de 500 ml morno gota a gota via retal) • considerar rotação de opioides para fentanil ou metadona
Náuseas/ vômitos	• ocorrem em até 2/3 dos pacientes, mas em geral se resolvem dentro de alguns dias	• prescrição de antieméticos profilaticamente na primeira semana de uso de opioides, como metoclopramida (10 mg por via oral a cada 6-8 horas) ou, em caso de náuseas mais intensas, haloperidol (1 mg por via oral a cada 8 horas) • associar ondansetrona (8 mg por via oral a cada 8-12 horas, se necessário)
Confusão mental/ *delirium*	• em geral melhoram após alguns dias • podem ocorrer sempre que for iniciado um opioide ou for feito ajuste da dose • evitar dirigir ou exercer atividades de risco na primeira semana	• haloperidol (2 mg por via oral a cada 12 horas) • risperidona (1-2 mg por via oral a cada 12-24 horas) • olanzapina (2,5-5 mg por via oral à noite) • considerar necessidade de rotação do opioide
Sonolência	• efeito adverso comum, sobretudo nas primeiras semanas de uso de opioides	• metilfenidato (2,5-5 mg por via oral, uma a duas vezes ao dia – até 60 mg/dia) • modafinil (100-200 mg por via oral uma vez ao dia – até 600 mg/dia)
Prurido	• ocorre em 10%-50% dos pacientes, geralmente logo no início do tratamento	• ondansetrona (8 mg por via oral a cada 12 horas) • anti-histamínicos (hidroxizina, 25 mg por via oral a cada 6-8 horas) • considerar necessidade de rotação do opioide

Nota 1: atenção para o risco de oclusão intestinal, quando não devem ser utilizados laxativos irritantes e procinéticos. Em situações em que há dúvida quanto à presença de fecaloma ou obstrução intestinal, realizar sempre o toque retal.

Nota 2: caso ocorra confusão mental ou sonolência em paciente em uso contínuo de opioide, é importante avaliar a ocorrência de outras causas para o quadro, como desidratação, constipação intestinal, retenção urinária, infecções, interações medicamentosas, distúrbios eletrolíticos, entre outros (veja o Capítulo 11).

Intoxicação por opioides

Os sinais clássicos de intoxicação por opioides são miose fixa, alucinações, confusão mental, sonolência, vômitos, espasmos musculares, bradipneia e depressão respiratória. Ela ocorre principalmente em quatro situações:

- titulação muito rápida de doses de opioides;
- disfunção renal;
- paciente pouco responsivo a opioides no qual foram administradas doses altas para obter resposta;
- uma intervenção adjuvante (como quimioterapia ou radioterapia) proporcionou alívio da dor e a dose de opioide não foi reduzida.

Recomendação: investigar os possíveis fatores desencadeantes. Suspender uma ou mais das próximas doses regulares do opioide. Após o desaparecimento dos sintomas de intoxicação, reiniciar o opioide em doses mais baixas (redução de 20%-50%) ou utilizar outro opioide. Manter o paciente bem hidratado. O manejo medicamentoso do *delirium* pode ser necessário (veja o Capítulo 11).

Depressão respiratória

A depressão respiratória com risco de vida, embora muito temida, é deveras rara, em geral restrita a casos nos quais foram administradas doses muito altas de morfina, e raramente ocorre sem ser precedida por sonolência e redução da frequência respiratória.

Recomendação: administrar **naloxona** (0,4 mg/ml) na dose de 0,4 mg por via endovenosa (diluir uma ampola em 9 ml de solução salina 0,9% e administrar 10 ml lentamente a cada 2 minutos, até que a frequência respiratória seja satisfatória). Se a via endovenosa não estiver disponível, administrar 0,4 mg (1 ampola) por via subcutânea ou intramuscular.

Nota: a naloxona tem meia-vida bastante curta, podendo ser necessária a administração de novas doses a cada 30-60 minutos até que a ação do opioide seja minimizada (ou seja, manter a medicação durante o período correspondente à meia-vida do opioide em uso). Eventualmente, pode ser necessária a utilização de infusão contínua em bomba de infusão. Caso não haja melhora da frequência respiratória após a administração de 10 mg, o diagnóstico de depressão respiratória induzida por opioides deve ser questionado.

Dica: a administração de naloxona pode desencadear crise de dor intensa no paciente, devendo-se restringir seu uso ao mínimo necessário para a reversão da depressão respiratória. Caso o paciente esteja apenas sonolento, sem redução significativa da frequência respiratória, a naloxona não deve ser administrada. Tampouco se deve administrá-la se os sinais de toxicidade estiverem ocorrendo nas últimas horas de vida, devido ao risco de precipitar desconforto nesse momento de grande sofrimento para os familiares.

ROTAÇÃO DE OPIOIDES

Deve-se considerar rotação de opioides se a dor não estiver adequadamente controlada e o aumento de dose for limitado por efeitos adversos, ou quando há questões relacionadas com o custo financeiro que limitem a adesão ao tratamento. Outra situação na qual a rotação pode ser indicada é a mudança nas condições clínicas do paciente (por exemplo, colocação de sonda nasoenteral).

Recomendação: determinar a dose total utilizada do opioide atual nas últimas 24 horas e calcular a dose equianalgésica do opioide a ser utilizado (quadros 7, 8 e 9). Se a dor estiver bem controlada com o opioide atual, reduzir a dose calculada em 25%-50%. Se a dor estiver inadequadamente controlada, prescrever 100%-125% da dose calculada do novo opioide (ver os quadros 7, 8 e 9 para conversão dos opioides).

PACIENTES COM DOR NEUROPÁTICA

Recomendação: pacientes com dor neuropática devem ser tratados em primeira linha com anticonvulsivantes (**pregabalina** ou **gabapentina**), antidepressivos inibidores da recaptação de serotonina e noradrenalina (**duloxetina** ou **venlafaxina**) ou antidepressivos tricíclicos, como **amitriptilina** ou **nortriptilina** (veja as doses das medicações no tópico "Medicamentos adjuvantes").

Caso a dor não seja aliviada, podem-se associar algumas das outras classes farmacológicas não utilizadas na primeira linha. Em caso de dores mistas ou de dor neuropática de forte intensidade, em especial no início do tratamento, podem ser associados analgésicos simples ou opioides na dependência da intensidade da dor. Os opioides mais recomendados nessa situação são **metadona, tramadol** e **oxicodona** [34-37].

Quadro 7 – Equivalência entre opioides (orais e parenterais) [26, 30]

OPIOIDES	DOSE	PARA MORFINA ORAL	DURAÇÃO DA AÇÃO
Morfina (via oral)	30 mg	x 1	3-4 horas
Morfina (via subcutânea)	15 mg	x 2	–
Morfina (via endovenosa)	10 mg	x 3	–
Metadona	Veja o Quadro 7	–	8-120 horas
Fentanil (via transdérmica)	Veja o Quadro 8	–	72 horas
Buprenorfina (via transdérmica)	Veja o Quadro 8		7 dias
Oxicodona	15-20	x 2	3-4 horas
Codeína	200-300 mg	: 8-10	3-4 horas
Tramadol (via oral)	120-150 mg	: 5	4-6 horas
Tramadol (via endovenosa)	100 mg	: 3	4-6 horas

Quadro 8 – Conversão de morfina oral para metadona oral [32, 33]

MORFINA ORAL	FATOR DE CONVERSÃO
(dose total de morfina em 24 h: dose total de metadona em 24 h)	
30-90 mg	4:1
90-300 mg	8:1
300-600 mg	10:1
600-800 mg	12:1
800-1000 mg	15:1
>1000 mg	20:1
Observação: ao passar da morfina para a metadona, iniciar com 50% da dose equianalgésica calculada, mantendo doses de escape de morfina de liberação rápida e ajustando lentamente a dose de metadona no decorrer de pelo menos cinco dias.	

Nota 1: embora **gabapentina** e **pregabalina** tenham o mesmo mecanismo de ação nos canais pré-sinápticos de cálcio e os estudos aleatórios tenham demonstrado mesmo grau de eficácia, a **pregabalina** exibe um perfil farmaco-

cinético mais favorável e estável, tornando-a nossa opção de escolha entre os anticonvulsivantes [38, 39].

Quadro 9 – Conversão de opioides orais para opioides transdérmicos [26]

OPIOIDE ORAL	FATOR DE CONVERSÃO
(dose total de morfina oral em 24 h: dose total de opioide TD)	
Fentanil transdérmico	200 mg/dia: 100 mcg/h Manter doses de resgate de morfina oral nas primeiras 24-72 horas Após 3 dias, calcular a dose utilizada de resgates e, se necessário, aumentar a dose do adesivo de fentanil
Buprenorfina transdérmica	60 mg/dia: *patch* de 10 mcg/h Manter doses de resgate de morfina oral nas primeiras 24-72 horas Após 2 dias, calcular a dose utilizada de resgates e, se necessário, aumentar a dose do adesivo de buprenorfina
Observação: para outros opioides orais, converter a dose total do opioide para morfina oral (Quadro 8) e então converter a dose encontrada para o opioide transdérmico, seguindo os passos indicados neste quadro.	

Nota 2: a utilização da **metadona** para combater a dor neuropática foi avaliada em dois pequenos estudos aleatórios que demonstraram seu benefício no tratamento da neuropatia periférica crônica [40, 41]. Não há estudos de alta qualidade que comprovem sua indicação nessa situação, mas optamos por incluí-la em nossas recomendações devido à sua ampla utilização pela maioria dos serviços de cuidados paliativos, com bons resultados.

Dica: em pacientes com dor neuropática bem localizada, pode-se utilizar *patch* de lidocaína 5%. Outra opção é o creme de **capsaicina** tópico na concentração de 0,075% três a quatro vezes ao dia, ressaltando-se no entanto que pode haver desconforto local (ardência e sensação de calor).

MEDICAMENTOS ADJUVANTES

Recomendação: devem-se associar medicamentos adjuvantes aos analgésicos, independentemente da intensidade da dor, de acordo com a etiologia do sintoma (Quadro 10). Cabe ressaltar que os anti-inflamatórios não esteroidais podem ser considerados tanto analgésicos quanto adjuvantes, a depender da intenção com que forem indicados.

Quadro 10 – Medicamentos adjuvantes para tratamento da dor e suas indicações [26, 30, 42, 43]

MECANISMO FISIOPATOLÓGICO DA DOR	MEDICAMENTOS ADJUVANTES	POSOLOGIA
Dor associada a processos inflamatórios	Anti-inflamatórios não esteroidais	**ibuprofeno:** 400 mg por via oral a cada 6 horas (máximo de 3200 mg/dia) **naproxeno:** 220-500 mg por via oral 2-3 vezes ao dia (máximo 1500 mg/dia) **cetorolaco:** 15-30 mg por via endovenosa a cada 6 horas por até 5 dias
	Corticosteroides	**dexametasona:** 4-10 mg por via oral de manhã cedo
Dores ósseas	Anti-inflamatórios não esteroidais	**ibuprofeno:** 400 mg por via oral a cada 6 horas (máximo de 3200 mg/dia) **naproxeno:** 220-500 mg por via oral 2-3 vezes ao dia (máximo 1500 mg/dia) **cetorolaco:** 15-30 mg por via endovenosa a cada 6 horas por até 5 dias
	Corticosteroides	**dexametasona:** 4-10 mg por via oral de manhã cedo
	Bisfosfonatos (no caso de metástases ósseas)	**ácido zoledrônico:** 4 mg por via endovenosa (15 min) a cada 3 meses
	Anticorpos monoclonais anti-RANKL (no caso de metástases ósseas)	**denosumabe:** 120 mg por via subcutânea a cada 4 semanas
Dor neuropática	Antidepressivos	**nortriptilina**: 10-25 mg por via oral à noite (aumentar lentamente para até 50-150 mg à noite) ou, alternativamente, **amitriptilina** 50 mg por via oral à noite (aumentar até o máximo de 150 mg à noite) **duloxetina**: 20-30 mg por via oral ao dia (aumentar para até 60-120 mg/dia) **venlafaxina**: 37,5 mg por via oral ao dia (aumentar para até 75-225 mg/dia)
	Anticonvulsivantes	**gabapentina:** 100-300 mg por via oral à noite (aumentar 50%-100% da dose a cada 3 dias até o máximo de 900-3600 mg/dia, divididos em até 3 doses diárias) **pregabalina:** 25 mg por via oral à noite (aumentar 50%-100% da dose a cada 3 dias até o máximo de 600 mg/dia divididos em 3 doses diárias)
	Corticosteroides	**dexametasona**: 4-10 mg por via oral de manhã cedo
Espasmos da musculatura esquelética	Relaxantes musculares	**ciclobenzaprina**: 5-10 mg por via oral à noite **baclofeno**: 5 mg por via oral 2 a 4 vezes ao dia
Espasmos da musculatura lisa	Antiespasmódicos	**escopolamina:** 10-20 mg por via oral de 3 a 5 vezes ao dia
Edema relacionado com neoplasias (inclusive hipertensão intracraniana)	Corticosteroides	**dexametasona**: 4-16 mg por via oral divididos em 1 a 2 doses ao dia

Nota: os antidepressivos tricíclicos devem ser evitados em pacientes com doenças cardíacas graves, hipertrofia prostática severa e glaucoma de ângulo fechado.

PROCEDIMENTOS INTERVENCIONISTAS

Recomendações: deve-se considerar indicação de procedimentos intervencionistas em casos nos quais a dor pode ser aliviada por meio de **bloqueios nervosos** (em especial dos plexos celíaco e hipogástrico superior e dos nervos intercostais). Outras indicações são a impossibilidade de analgesia adequada e/ou a presença de reações adversas intoleráveis, situações nas quais é possível o uso de **anestésicos intraespinhais, bloqueios** ou **procedimentos neurocirúrgicos** (Quadro 11).

Quadro 11 – Procedimentos analgésicos intervencionistas [44-47]

PROCEDIMENTOS	INDICAÇÕES	MECANISMO DE AÇÃO
Cateter de infusão intratecal	Pacientes com colapso vertebral doloroso, sobrevida estimada superior a 3 meses, dor refratária às medidas convencionais ou efeitos colaterais intoleráveis à terapêutica	Infusão contínua de opioides, anestésicos locais ou clonidina
Vertebroplastia percutânea	Lesões vertebrais bem localizadas	Injeção percutânea de polimetilmetacrilato (PMMA) intravertebral, precedida ou não pela introdução de balão no interior do corpo vertebral (cifoplastia)
Procedimentos neuroablativos	Neoplasias de cabeça e pescoço	Neurólise periférica
	Extremidades superiores	Neurólise do plexo braquial
	Parede torácica	Neurólise epidural ou intratecal, intercostal
	Abdome superior (dor visceral)	Bloqueio do plexo celíaco
	Dor pélvica	Bloqueio do plexo hipogástrico superior
	Síndromes dolorosas unilaterais	Cordotomia
Toxina botulínica	Doenças autonômicas e neuromusculares	Inibição da liberação de acetilcolina nos terminais pré-sinápticos
Radioablação de metástases ósseas	Metástases ósseas dolorosas	Destruição das células neoplásicas ósseas por meio do aquecimento por ondas de radio de alta energia

TRATAMENTO NÃO FARMACOLÓGICO

Apoio psicossocial

A dor é percebida por variáveis cognitivas e psicológicas e, por sua vez, provoca impacto nessas mesmas variáveis, resultando num círculo vicioso que, se não tratado, pode intensificar o sofrimento do paciente. O objetivo do suporte psicossocial é obter uma resposta emocional mais adaptativa e um melhor enfrentamento, contribuindo para a melhora da qualidade de vida do paciente. É fundamental a abordagem de aspectos como sensibilidade individual à dor, interferência do sintoma no humor do paciente, impacto da dor nas atividades diárias e nos relacionamentos e significado da dor para o indivíduo e seus familiares (experiências pessoais prévias, crenças, aspectos culturais). Perguntas como "O que a dor significa para você?", "Qual foi a pior coisa que a dor trouxe para a sua vida?" ou "O que ajuda você a lidar com sua dor?" são extremamente úteis, na medida em que encorajam o paciente a explorar os significados adicionais da dor em sua vida.

Recomendação: a terapia cognitivo-comportamental atualmente é a mais indicada para o controle da dor. Ela proporciona melhora do enfrentamento, do senso de autoeficácia e de controle da dor por meio da identificação e da mudança dos padrões de pensamento disfuncionais que aumentam o sofrimento (por exemplo, processos de catastrofização e supergeneralização) [48].

Nota 1: a dor psicogênica é aquela sustentada predominantemente por fatores psicológicos. Não se refere ao sofrimento psicológico reativo à dor, estando relacionada com outros distúrbios caracterizados por sintomas somáticos proeminentes, associados a sofrimento e prejuízo significativos. O DSM-5 classifica a dor psicogênica como um "transtorno de sintomas somáticos com dor proeminente", que é diagnosticado com base em pensamentos excessivos, sentimentos ou comportamentos ligados à dor que são angustiantes ou prejudicam o dia a dia do indivíduo. Além disso, parecem desproporcionais aos achados do exame físico do paciente [49].

Nota 2: os fatores de risco para ideação e comportamento suicida em pacientes com dor crônica incluem múltiplas condições de dor, dor intensa, episódios mais frequentes de dor intermitente (por exemplo, enxaquecas), maior duração da dor (por exemplo, mais de três meses) e insônia. Além disso, a prevalência ao longo da vida de tentativas de suicídio em indivíduos com dor crônica varia entre 5% e 15%, sendo a prevalência de ideação suicida de cerca de 20%. Os processos psicológicos relevantes para a tendência suicida em pacientes com dor crônica incluem desamparo e desesperança em relação à dor, desejo de escapar da dor e déficits na resolução de problemas [50].

Apoio espiritual

Assim como ocorre com o apoio psicossocial, a abordagem espiritual pode auxiliar no controle da dor crônica, devendo ser oferecida a todos os pacientes.

Terapias complementares e integrativas

Recomendação: deve-se considerar a indicação de terapias complementares e integrativas em conjunto com o tratamento farmacológico, em especial em populações com maior risco de efeitos colaterais (idosos, frágeis e com disfunções orgânicas) [30].

Acupuntura

A eficácia da acupuntura no controle da dor relacionada com o câncer e a dor neuropática foi demonstrada em vários estudos, alguns deles aleatórios. Embora uma revisão recente conduzida pela Cochrane tenha considerado que os dados nesse sentido são insuficientes, consideramos que a acupuntura tem bom potencial de melhora dos quadros álgicos e baixa probabilidade de efeitos colaterais. Se for da vontade do paciente, é possível realizar um teste terapêutico e prosseguir com a técnica caso seja observado benefício [51, 52].

Medicina antroposófica

A medicina antroposófica apresenta-se como abordagem médico-terapêutica complementar, de base vitalista, cujo modelo de atenção está organizado de maneira transdisciplinar, buscando a integralidade do cuidado em saúde. Para tal, utilizam-se recursos que estimulem os mecanismos naturais de prevenção a agravos e recuperação da saúde, com ênfase na escuta acolhedora, no desenvolvimento do vínculo terapêutico e na integração do ser humano com o ambiente e a sociedade [53].

Recomendações: os principais recursos da medicina antroposófica para o controle da dor estão descritos no Quadro 12.

Quadro 12 – Recursos da medicina antroposófica para o manejo da dor

INTERVENÇÕES	OBSERVAÇÕES
Terapias externas	Massagem rítmica: toques suaves e rítmicos, com objetivo harmonizante, muitas vezes usando determinados óleos, cremes ou pomadas
	Escalda-pés (ou pedilúvio): o paciente imerge os pés e as panturrilhas em água quente (aproximadamente 40°C) por 15 minutos. Isso proporciona relaxamento por meio do direcionamento dos excessos de tensão e hiperatividade emocional e mental para a região inferior do corpo
	Deslizamento rítmico corporal superficial: são usados óleos essenciais indicados de acordo com o diagnóstico em questão, colocado sobre partes do corpo do paciente despido (com roupas íntimas, coberto com lençol, descoberto na área que receberá massagem). As mãos espalmadas do massagista o espalham, num contato controlado, suave, rítmico (movimentos crescentes e decrescentes) e quente. O profissional realiza diferentes tipos de movimento que abrangem, sucessivamente, todas as regiões do corpo, e não somente a topografia de órgãos ou tecidos doentes. Como o corpo é abordado em sua totalidade pelo deslizamento rítmico, a circulação dos líquidos corporais é estimulada, havendo aumento da vitalidade e do relaxamento corporal. Por estimular a consciência corporal sistêmica (pelo toque), o deslizamento desvia o excesso de consciência da região patologicamente dolorosa, modulando assim a atuação da organização anímica na região doente. O deslizamento corporal costuma durar quinze minutos. O ambiente deve ser silencioso, sem correntes de ar nem ar-condicionado. A luminosidade reduzida auxilia no relaxamento do paciente. O óleo a ser utilizado geralmente tem a ação terapêutica desejada e não um simples efeito lubrificante [54]
	Compressas e emplastros
	Fricção de órgãos
	Banho nutritivo
Medicamentos de uso interno e injetáveis	Muitos são os medicamentos antroposóficos usados com sentido analgésico. Para tanto, o processo patológico é individualizado e, de acordo com o que se deseja, pode-se estimular a organização vital (com os medicamentos *Argentum metallicum, Bryophyllum calycinum, Prunus spinosa, Viscum album*), modular a ação da organização anímica (com *Aconitum napellus, Arsenicum album, Belladonna, Chamomilla, Colocynthis, Crotalus terrificus, Cuprum metallicum, Lachesis, Magnesium phosphoricum, Mandragora, Nicotiana tabacum*) ou estimular a organização do eu (com *Apis mellifica, Aurum metallicum, Silicea, Viscum album*). A via injetável subcutânea dos medicamentos antroposóficos está indicada quando se deseja uma ação mais intensa e com início mais rápido [55]. Quando possível, a injeção é feita nas proximidades do local doloroso

Aromaterapia

Técnica que usa óleos essenciais de ação analgésica (exemplos: lavanda e pinho) em aplicação tópica, diluídos a 5% em massagens, imposição de mãos na região dolorida ou até mesmo em difusor pessoal – tudo isso associado à meditação guiada.

Meditação

As técnicas de meditação podem ser úteis para o controle da dor, proporcionando maior sensação de relaxamento, redução do estresse, estímulo do pensamento positivo e maior tolerância a si mesmo e aos outros [56, 57].

Técnicas de relaxamento

As técnicas de relaxamento consistem na manutenção do foco numa única palavra, som, oração, frase, sensação corporal ou atividade muscular, ao mesmo tempo que se adota uma postura passiva em relação a pensamentos intrusivos. Embora os dados na literatura sejam controversos em relação à sua eficácia no controle da dor, benefícios dessas técnicas já foram demonstrados em alguns estudos pequenos, embora seu efeito seja aparentemente transitório. Essas técnicas são úteis sobretudo para pacientes que demonstram grande ansiedade em relação à dor [58].

TÉCNICAS DE ABORDAGEM FÍSICA

São técnicas externas voltadas para a reabilitação e o controle dos sintomas físicos, especialmente úteis no manejo da dor não oncológica.

- **Frio:** a aplicação local de bolsas de água fria podem reduzir espasmos musculares, processos inflamatórios e edemas por meio da vasoconstrição seguida de vasodilatação. Deve ser evitada em áreas isquêmicas ou submetidas a irradiação prévia.
- **Calor:** o aquecimento superficial da área dolorosa (bolsas de água quente, compressas etc.) promove o alívio da dor por meio do relaxamento muscular local e melhora o fluxo sanguíneo.

- **Estimulação elétrica transcutânea (Tens):** embora não haja evidências suficientes na literatura, o uso de Tens parece ser eficaz no controle local da dor (inclusive oncológica).
- **Estimulação por ultrassom:** pode ser útil na dor miofascial.

SITUAÇÕES ESPECIAIS

Pacientes com limitações de comunicação oral em UTIs

Recomendação: pacientes com limitações significativas na comunicação oral em UTIs (submetidos a sedação, ventilação mecânica invasiva ou com alterações cognitivas) devem ser avaliados quanto à presença de dor por meio de ferramentas específicas para esse fim, evitando-se o tratamento inadequado do sintoma [59]. Recomendamos a utilização da **Escala Comportamental de Dor** (ECD)[60], já validada para a língua portuguesa (Quadro 13). Iniciar analgesia com intensidade proporcional à pontuação final obtida, que varia de 3 (sem dor) a 12 (máxima dor possível), como preconizado para pacientes sem limitações de comunicação oral.

Quadro 13 – Escala Comportamental de Dor para pacientes críticos em ventilação mecânica (versão validada em português) [61, 62]

ITEM	DESCRIÇÃO	PONTUAÇÃO
Expressão facial	Relaxada	1
	Parcialmente contraída (ex.: abaixamento palpebral)	2
	Completamente contraída (olhos fechados)	3
	Contorção facial	4
Movimento dos membros superiores	Sem movimento	1
	Movimentação parcial	2
	Movimentação completa com flexão dos dedos	3
	Permanentemente contraídos	4
Conforto com o ventilador mecânico	Tolerante	1
	Com tosse, mas tolerante à ventilação mecânica a maior parte do tempo	2
	"Brigando" com o ventilador	3
	Sem controle da ventilação	4

Pacientes em insuficiência renal

Recomendação: iniciar opioides em doses inferiores às normalmente utilizadas, considerando também a possibilidade de aumentar o intervalo de tempo entre as administrações. Otimizar ao máximo o uso de analgésicos adjuvantes sempre que indicado. Monitorar possíveis toxicidades (imediatas ou tardias) com maior rigor. Para pacientes com disfunção renal severa (taxa de filtração glomerular inferior a 30 ml/min), é preferível a utilização de um opioide forte que não tenha metabólitos ativos e que não seja removido por diálise, como **buprenorfina, fentanil** ou **metadona.** O uso de **morfina, codeína** e **oxicodona** cronicamente não é recomendado para pacientes nessa situação [26].

Pacientes em insuficiência hepática

Recomendação: pacientes com dor discreta que não ingerem álcool podem receber **acetaminofeno** com segurança (até 2 g ao dia), mas aqueles com doença hepática avançada, desnutridos, em uso frequente de álcool e/ou recebendo múltiplos medicamentos devem evitar a medicação. Caso seja necessário o uso de opioides em pacientes com hepatopatia avançada, pode-se iniciar **morfina** em doses equivalentes a 50% das habituais, procedendo-se à titulação lenta e cuidadosa da dose diária. Uma excelente opção, se disponível, é o **fentanil** por via endovenosa, iniciando-se com 25%-50% das doses habitualmente preconizadas e transicionando-se para a formulação transdérmica assim que possível. No caso de dor neuropática, iniciar **gabapentina** – na dose de 300 mg por via oral ao dia –, **nortriptilina** – 10 mg por via oral ao dia – ou **pregabalina** – 50 mg via por oral duas vezes ao dia –, procedendo-se ao aumento da dose conforme necessário no decorrer das semanas seguintes (a titulação deve ser lenta devido ao início de ação mais tardio das drogas) [63, 64].

Nota 1: evitar o uso de **anti-inflamatórios não esteroidais, inibidores da COX-2, codeína, tramadol** e **carbamazepina** em pacientes com doença hepática avançada.

Nota 2: evitar a utilização de **morfina** em pacientes com cirrose e insuficiência renal associadas. Nesse caso, é preferível a utilização de **fentanil.**

Pacientes com demência

A presença de dor em pacientes com demência pode resultar em ansiedade, depressão, inapetência, perda de memória, redução da mobilidade, distúrbios do sono, perda de peso e piora comportamental. Assim, seu reconhecimento e abordagem adequados são extremamente importantes para essa população. Os principais indicadores de dor em pacientes com demências são mudanças no nível de atividade, no comportamento (mais quieto que o habitual ou recusa alimentar), nas expressões faciais ou no humor [65, 66].

Recomendação: pacientes capazes de se comunicar devem ser questionados sobre a presença de dor por meio de perguntas simples ("Dói?", "Queima?", "Machuca?"). A utilização de escalas pictóricas, como a de faces, também pode ajudar na identificação e até na graduação da intensidade da dor. Pacientes incapazes de se comunicar podem ser avaliados por intermédio de observação comportamental (escala Painad – Quadro 14), obtendo-se uma pontuação objetiva da intensidade da dor entre 0 e 10. A abordagem detalhada dos cuidadores, bem como testes desencadeadores da dor ao exame físico, também é útil. Rever as comorbidades e fatos recentes que possam estar desencadeando dor (artrose, quedas, lesões de pele, constipação intestinal etc.). Confirmando-se a suspeita de dor, recomendamos um teste terapêutico com analgésicos, seguindo alguns princípios básicos (Quadro 15). Indicamos que se inicie com **paracetamol,** em caso de dor aparentemente fraca, ou **opioides em baixas doses,** caso se trate de dor moderada a intensa [19].

Nota: recomenda-se considerar veementemente o uso de terapias não farmacológicas integrativas para auxiliar no controle da dor, como **acupuntura, aromaterapia, terapias cognitivo-comportamentais, musicoterapia** e **fisioterapia.**

Quadro 14 – Escala Painad-BR para avaliação da dor em pacientes com demência, versão em português [67]

CATEGORIA	ITEM	PONTUAÇÃO
Respiração independente da vocalização	Normal	0
	Eventual dificuldade na respiração Período curto de hiperventilação	1
	Respiração ruidosa com dificuldade Período longo de hiperventilação. Respirações Cheyne-Stokes	2
Vocalização negativa	Nenhuma	0
	Queixas ou gemidos eventuais Fala em baixo volume com qualidade negativa ou desaprovativa	1
	Chama repetidamente de forma perturbada Queixas ou gemidos altos Gritos e choro	2
Expressão facial	Sorri ou se mantém inexpressivo	0
	Triste, assustado, sobrancelhas franzidas	1
	Caretas	2
Linguagem corporal	Relaxado	0
	Tenso, agitado e aflito, inquieto	1
	Rígido, punhos cerrados, joelhos fletidos, resistência à aproximação ou ao afastamento, agressividade	2
Capacidade de ser consolado	Sem necessidade de consolo	0
	Distraído ou tranquilizado pela voz ou pelo toque	1
	Impossível de ser consolado, distraído ou tranquilizado	2
O total de pontos varia de 0 a 10, considerando-se: 1-3 = dor leve; 4-6 = dor moderada; 7-10 = dor intensa		

Quadro 15 – Princípios básicos para o tratamento farmacológico da dor em pacientes com demência [65]

1.	Iniciar devagar e prosseguir devagar
2.	Os analgésicos devem ser titulados usando como referência principal a resposta ao medicamento, e não a dose utilizada
3.	Pacientes com demência apresentam maior sensibilidade aos efeitos colaterais das medicações
4.	A via de administração deve ser a menos invasiva possível (o uso de medicações transdérmicas ou tópicas pode ser útil, bem como formulações líquidas nos pacientes com dificuldade de deglutição)
5.	A observação de ações que desencadeiem a dor (mobilização, banho etc.) é útil para antecipar a analgesia, prevenindo a ocorrência do sintoma
6.	A maioria dos pacientes com demência pode ser adequadamente tratada com os medicamentos preconizados para o primeiro degrau da escada analgésica da OMS (é incomum a necessidade de medicamentos mais potentes)

REFERÊNCIAS

1. Merskey, H.; Bugduk, N. "Task force of taxonomy: classification of chronic pain". In: Merskey, H.; Bogduk, N. (orgs.). *Descriptions of chronic pain syndromes and definitions of pain terms*. Seattle: IASP Press, 1994.
2. van den Beuken-van Everdigen, M., *et al.* "Prevalence of pain in patients with cancer: a systematic review of the past 40 years". *Ann Oncol*, 2007. **18**(9): p. 1437-49.
3. Smith, A. *et al.* "The epidemiology of pain during the last two years of life. *Ann Intern Med*, 2010. **153**(9): p. 563-69.
4. van Dam van Isselt, E. *et al.* "Pain in patients with COPD: a systematic review and meta-analysis". *BMJ Open*, 2014. 4: p. e005898.
5. Pham, P. *et al.* "2017 update on pain management in patients with chronic kidney disease". *Clinical Kidney Journal*, 2017. 10(5): p. 688-97.
6. Franco, M. H. P. "Pesquisas e práticas sobre o luto no exterior e no Brasil". In: Fukumitsu, K. (org.). *Vida, morte e luto – Atualidades brasileiras*. São Paulo: Summus, 2018.
7. Buchanan, R. *et al.* "Analyses of nursing home residents in hospice care using the minimum data set". *Palliat* Med, 2002. **16**(6): p. 465.
8. Quate, L.; Brabin, E.; Mitchell, A. "Management of pain in the terminally ill". *Anest and Int Care Med*, 2013. **14**: p. 12.
9. Bakitas, M. *et al.* "Early versus delayed initiation of concurrent palliative oncology care: patient outcomes in the ENABLE III randomized controlled study". *Journal of Clinical Oncology*, 2015. 33(13).
10. Caraceni, A.; Weinstein, S. "Classification of cancer pain syndromes". *Oncology*, 2001. **15**: p. 1627--40.
11. Hewitt, D. "The management of pain in the oncology patient". *Obstet Gynecol Clin North Am*, 2001. 28: p. 819-46.
12. Portenoy, R. "Epidemiology and syndromes". *Cancer*, 1989. **63**: p. 2298-307.
13. Saunders, C.; Sykes, N. *The management of terminal malignant disease*. 3. ed. Londres: Edward Arnold, 1993.

14. Davies, A. *et al.* "The management of cancer-related breakthrough pain: recommendations of a task group of the Science Committee of the Association for Palliative Medicine of Great Britain and Ireland". *European Journal of Pain*, 2009. **13**: p. 331-38.
15. Douglas, I. "Central issues in the management of temporal variation in cancer pain". In: Hillier, E. (org.). *The effective management of cancer pain*. Londres: Aesculapius Medical Press, 2000, p. 93-106.
16. Goebel, J. *et al.* "Heart failure: the hidden problem of pain". *J Pain Symptom Manage*, 2009. **38**(5): p. 698-707.
17. Janssen, D. *et al.* "Prevalence of thoracic pain in patients with chronic obstructive pulmonary disease and relationship with patient characteristics: a cross-sectional observational study". *BMC Pulm Med*, 2016. **16**: p. 47.
18. Davidson, S. "Pain in hemodialysis patients: prevalence, cause, severity, and management". *Am J Kidney Dis*, 2003. **42**(6): p. 1239.
19. Husebo, B.; Achterberg, W.; Flo, E. "Identifying and managing pain in people with Alzheimer's disease and other types of dementia: a systematic review". *CNS Drugs*, 2016. **30**(6): p. 481-97.
20. Passik, S.; Weinreb, H. "Managing chronic nonmalignant pain: overcoming obstacles to the use of opioids". *Adv Ther*, 2000. **17**: p. 70-83.
21. World Health Organization. *Traitement de la douleur cancéreuse*. Genebra: WHO, 1987.
22. ______. *Traitement de la douleur cancéreuse*. Genebra: WHO, 1997.
23. Mercadante, S. "Opioid titration in cancer pain: a critical review". *European Journal of Pain*, 2007. **11**: p. 823-30.
24. Bandieri, E. *et al.* "Randomized trial of low-dose morphine versus weak opioids in moderate cancer pain". *J Clin Oncol*, 2016. **34**: p. 436-42.
25. Schmidt-Hansen, M. *et al.* "Oxycodone for cancer-related pain". *Cochrane Database Syst Rev*, 2017. **8**: p. CD003870.
26. Palliative Drugs. *Palliative Care Formulary*. 5 ed. Nottingham: palliativedrugs.com, 2014.
27. Pergolizzi, J. *et al.* "The role of transdermal buprenorphine in the treatment of cancer pain: an expert panel consensus". *Curr Med Res Opin*, 2009. **25**: p. 1517-28.
28. Portenoy, R.; Hagen, N. "Breakthrough pain: definition, prevalence and characteristics". *Pain*, 1990. **41**: p. 273-81.
29. Mercadante, S. *et al.* "Episodic (breakthrough) pain: consensus conference of expert working group of the EAPC". *Cancer*, 2002. **94**: p. 832-39.
30. National Comprehensive Cancer Network. *NCCN guidelines version 1.2018 for adult cancer pain*. 2018. Disponível em: <https://www.nccn.org/professionals/physician_gls/pdf/pain.pdf>.
31. Agar, M. *et al.* "Efficacy of oral risperidone, haloperidol, or placebo for symptoms of delirium among patients in palliative care: a randomized clinical trial". *JAMA Intern Med*, 2017. **177**: p. 34-42.
32. Ayonrinde, O.; Bridge, D. "The rediscovery of methadone for cancer pain management". *Med J Aust*, 2000. **173**(10): p. 536-40.
33. Ripamonti, C. *et al.* "Switching from morphine to oral methadone in treating cancer pain: what is the equianalgesic dose ratio?" *J Clin Oncol*, 1998. 16(10): p. 3216-21.
34. Deng, Y. *et al.* "Clinical practive guidelines for the management of neuropathic pain: a systematic review". *BMC Anesthesiol*, 2016. **16**: p. 12.
35. Attal, N. *et al.* "EFNS guidelines on the pharmacological treatment of neuropathic pain: 2010 revision". *Eur J Neurol*, 2010. **17**(9): p. 1113-23.
36. Moulin, D. *et al.* "Pharmacological management of chronic neuropathic pain: revised consensus statement from the Canadian Pain Society". *Pain Res Manag*, 2014. 19(6): p. 328-35.
37. National Institute for Health and Care Excellence. *Neuropathic pain: the pharmacological management of neuropathic pain in adults in non-specialist settings*. Londres: Nice, 2013.
38. Sills, G. "The mechanisms of action of gabapentin and pregabalin". *Curr Opin Pharmacol*, 2006. **6**: p. 108-13.

39. Cruccu, G.; Truini, A. "A review of neuropathic pain: from guidelines to clinical practice". *Pain Ther*, 2017. **6**(supl 1): p. 35-42.
40. Morley, J. *et al.* "Low dose methadone has an analgesic effect in neuropathic pain: a double-blind randomized controlled crossover trial". *Palliat Med*, 2003. **17**(7): p. 576-87.
41. Gagnon, B.; Almahrezi, A.; Schreirer, G. "Methadone in the treatment of neuropathic pain". *Pain Res Manag*, 2003. **8**(3): p. 149-54.
42. Manfredi, P. *et al.* "Neuropathic pain in patients with cancer". *J Palliat Care*, 2003. **19**: p. 115-18.
43. Jongen, J. *et al.* "The evidence for pharmacologic treatment of neuropathic cancer pain: beneficial and adverse effect". *J Pain Symptom Manage*, 2013. **46**: p. 581-90 e 581.
44. Brogan, S.; Junkins, S. "Interventional therapies for the management of cancer pain". *J Support Oncol*, 2010. **8**: p. 52-59.
45. Eidelman, A.; While, T.; Swarm, R. "Interventional therapies for cancer pain management: important adjuvants to systemic analgesics". *J Natl Compr Canc Netw*, 2007. **5**: p. 753-60.
46. Wong, G. *et al.* "Effect of neurolytic celiac plexus block on pain relief, quality of life, and survival in patients with unresectable pancreatic cancer: a randomized controlled trial". *JAMA*, 2004. **291**: p. 1092--99.
47. Cazzato, R. *et al.* "Percutaneous long bone cementoplasty for palliation of malignant lesions of the limbs: a systematic review." *Cardiovasc Intervent Radiol*, 2015. **38**: p. 1563-72.
48. McCracken, L.; Turk, D. "Behavioral and cognitive-behavioral treatment for chronic pain: outcome, predictors of outcome, and treatment process". *Spine* (Phila Pa 1976), 2002. **27**: p. 2564-73.
49. American Psychiatric Association. *Diagnostic and statistical manual*. 5. ed. Washington: American Psychiatric Association Press, 2013.
50. Sheinfeld Gorin, S. *et al.* "Meta-analysis of psychosocial interventions to reduce pain in patients with cancer". *J Clin Oncol*, 2012. **30**(5): p. 539-47.
51. Alimi, D. *et al.* "Analgesic effect of auricular acupuncture for cancer pain: a randomized, blinded, controlled trial". *J Clin Oncol*, 2003. **21**(22): p. 4120.
52. Ju, Z. *et al.* "Acupuncture for neuropathic pain in adults". *Cochrane Database Syst Rev*, 2017. **12**(CD012057).
53. Brasil. Ministério da Saúde. Portaria n. 1600, de 17 jul. 2016. Disponível em: <http://bvsms.saude.gov.br/bvs/saudelegis/gm/2006/prt1600_17_07_2006.html>. Acesso em: 5 out. 2010.
54. Hauschka, M. *Massagem rítmica*. São Paulo: Associação Beneficente Tobias, 1985.
55. Gardin, N. "Medicamentos dinamizados injetáveis: justificativas científicas". *Arte Médica Ampliada*, 2008. **28**(3 e 4): p. 20-24.
56. Shapiro, D. "Overview: clinical and physiological comparison of meditation with other self-control strategies". *Am J Psychiatry*, 1982. **139**(3): p. 267.
57. Castellar, J.; Fernandes, C.; Tosta, C. "Beneficial effects of pranic meditation on the mental health and quality of life of breast cancer survivors". *Integr Cancer Ther*, 2014. **13**(4): p. 341-50.
58. Cardoso, R. *Medicina e meditação*. 7. ed. São Paulo: MG Editores, 2018.
59. Kawagoe, C.; Matuoka, J.; Salvetti, M. "Pain assessment tools in critical patients with oral communication dificulties: a scope review". *Revista Dor*, 2017. **18**(2): p. 161-65.
60. Payen, J. *et al.* "Assessing pain in critically ill sedated patients by using a behavioral pain scale". *Crit Care Med*, 2001. **29**(12): p. 2258-63.
61. Azevedo-Santos, I. *et al.* "Psychometric analysis of behavioral pain scale Brazilian version in sedated and mechanically ventilated adult patients: a preliminary study". *Pain Practice*, 2015. **16**(4): p. 1-8.
62. Azevedo-Santos, I. *et al.* "Validação da versão brasileira da Escala Comportamental de Dor (Behavioral Pain Scale) em adultos sedados sob ventilação mecânica". *Rev Bras Anestesiol*, 2017. **67**(3): p. 271--77.
63. Lewis, J.; Stine, J. "Review article: prescribing medications in patients with cirrhosis – A practical guide". *Aliment Pharmacol Ther*, 2013. **37**: p. 1132.

64. Chandok, N.; Watt, K. "Pain management in the cirrhotic patient: the clinical challenge". *Mayo Clin Proc*, 2010. 85(5): p. 451.
65. Rasmussen, J. "Pain management in dementia guideline". 2014. Disponível em: <https://www.guidelines.co.uk/pain/pain-management-in-dementia-guideline/250682.article>.
66. Achterberg, W. *et al.* "Pain management in patients with dementia". *Clin Interv Aging*, 2013. 8: p. 1471-82.
67. Pinto, M. *et al.* "Adaptação cultural e validação da reprodutibilidade da versão em português (Brasil) da escala de dor Pain Assessment in Advanced Dementia (PAINAD-Brasil) em pacientes adultos não comunicantes". *Einstein*, 2015. 13(1): p. 14-19.

3
Dispneia

Dispneia é a experiência subjetiva de desconforto respiratório que consiste de sensações qualitativamente distintas que variam de intensidade [1]. Em outras palavras, é um sintoma que somente pode ser relatado com acurácia pelo próprio paciente e não está necessariamente relacionado com a queda de saturação de oxigênio medida por oximetria de pulso ou gasometria. Sua importância advém tanto do intenso sofrimento que pode ser consequente ao sintoma quanto de seu impacto sobre familiares e cuidadores.

A presença de dispneia exerce impacto negativo na qualidade de vida dos pacientes de forma global, correlacionando-se com alterações físicas, emocionais e cognitivas – como anorexia, fadiga, perda da capacidade de concentração e perda da memória [2-5].

Além disso, é um fator de risco para hospitalização em pacientes oncológicos e para a ocorrência do óbito em ambiente hospitalar [6, 7]. Não por acaso, a presença ou não de dispneia é incluída na maioria das ferramentas de avaliação prognóstica para pacientes com doenças graves, inclusive o Palliative Prognostic Score [8], utilizado em nossa instituição.

PRINCIPAIS CAUSAS DE DISPNEIA EM CUIDADOS PALIATIVOS

Em pacientes com doenças graves, a dispneia pode estar relacionada com a doença de base, com outras condições patológicas associadas, com o próprio tratamento ou – mais frequentemente – com a conjunção de dois ou mais desses fatores (Quadro 1). É importante considerar a composição multidimensional da dispneia, chamada de "dispneia total", na qual fatores físicos, emocionais, espirituais e sociais podem contribuir em proporções variáveis para o início e a manutenção do quadro [9]. Assim, a avaliação da dispneia em cuidados paliativos deve ser multiprofissional, e a possibilidade de mais de uma causa deve ser sempre considerada.

Outro ponto a ser considerado é a percepção da dispneia em nível de sistema nervoso central (SNC). A sensação de dispneia surge quando os receptores sensoriais envolvidos com a respiração são ativados, enviando impulsos aferentes ao SNC, que reage liberando impulsos eferentes à musculatura respiratória. A modulação desse sistema (pelo uso de opioides, por exemplo) pode contribuir para reduzir a sensação de dispneia, conferindo importância significativa a essa via fisiopatológica [10, 11].

Quadro 1 – Principais situações relacionadas com a ocorrência de dispneia em pacientes em cuidados paliativos [12]

FISIOPATOLOGIA	MECANISMO DIRETO DA DISPNEIA	ETIOLOGIA
Necessidade de maior esforço respiratório	Obstrução de vias aéreas	• Doença pulmonar obstrutiva crônica • Broncoespasmo • Secreções pulmonares • Massas tumorais intratorácicas • Tumores de laringe e faringe • Estenose traqueal
Aumento na proporção de musculatura respiratória necessária para um suporte ventilatório adequado	Disfunções mecânicas da caixa torácica	• Esclerose múltipla • Esclerose lateral amiotrófica • Fadiga neoplásica • Caquexia/sarcopenia • Fraturas patológicas vertebrais e/ou de múltiplos arcos costais
Aumento da necessidade ventilatória	Distúrbio de ventilação/perfusão	• Infecções • Anemia • Tromboembolismo pulmonar • Hipertensão pulmonar • Falência cardíaca • Edema pulmonar
Restrição pulmonar	Perda de capacidade pulmonar	• Fibrose pulmonar • Doença pulmonar intersticial • Derrames (pleural ou peritoneal) • Obesidade • Cifose severa • Massas tumorais abdominais • Paralisia diafragmática
Fatores emocionais	-	• Depressão • Ansiedade • Ataques de pânico

ABORDAGEM INICIAL

Exames complementares

Recomendação: a solicitação dos exames de auxílio ao diagnóstico etiológico da dispneia deve ser coerente com a história clínica e achados de exame físico, evitando-se a exposição do paciente a procedimentos desnecessários (Quadro 2). Um aspecto potencialmente relevante é a avaliação da presença ou não de hipoxia, que poderá impactar a estratégia terapêutica. Assim, a verificação da saturação de oxigênio por meio da oximetria de pulso e/ou gasometria arterial pode ser útil. Outro aspecto que deve ser levado em consideração é a indicação de exames diagnósticos em pacientes gravemente debilitados ou em fase final de vida. Nessas situações, é preciso avaliar cuidadosamente os riscos e benefícios dos procedimentos.

Quadro 2 – Exames complementares potencialmente úteis para o estabelecimento das causas da dispneia

Hemograma
Gasometria arterial
Radiografia de tórax
Tomografia computadorizada do tórax
Prova de função pulmonar
Cintilografia de ventilação-perfusão
Dosagem sérica de dímero-D
Cultura de secreção pulmonar
Análise de líquido pleural
Tomografia computadorizada do abdome
Ecocardiografia
Broncoscopia

Avaliação da intensidade do sintoma

Recomendação: recomendamos a utilização da escala numérica (Figura 1), seja isoladamente ou inserida numa avaliação mais global de sintomas, como a Edmonton Symptom Assessment Scale (ESAS) [13]. A pontuação da intensidade da dispneia na escala deve ser feita preferencialmente pelo próprio paciente, após uma breve explicação de como o instrumento pode medir o sintoma.

Figura 1 – Escala visual numérica [EVN] para avaliação da dispneia

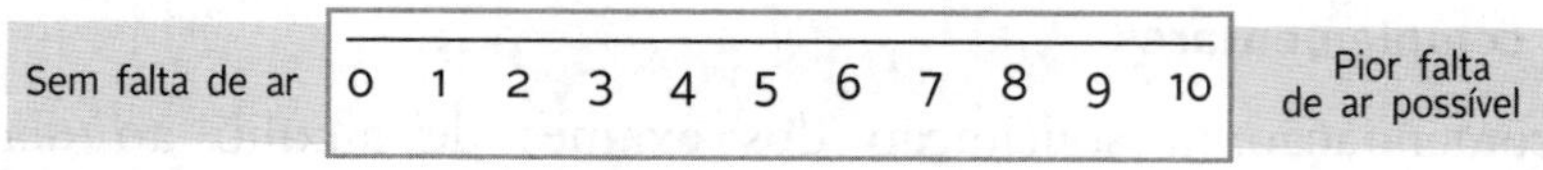

Nota: Existem diversas ferramentas disponíveis para medir a intensidade da dispneia, mas a maior parte delas é de aplicação complexa e pouco prática na rotina diária, motivo pelo qual utilizamos a escala numérica em nossa prática.

Estabelecimento dos objetivos

O manejo da dispneia inclui o alívio do sintoma ao mesmo tempo que se identificam suas causas principais para tratá-las. Quando as causas não podem ser revertidas, a principal meta do tratamento é o alívio do sintoma em si. Assim, o primeiro objetivo é sempre a identificação etiológica da dispneia (incluindo-se condições não físicas que possam contribuir para o quadro, como ansiedade ou questões espirituais) e avaliação de sua reversibilidade (Figura 2).

Figura 2– Modelo biopsicossocial da abordagem da dispneia (adaptado de Kamal, 2012) [14]

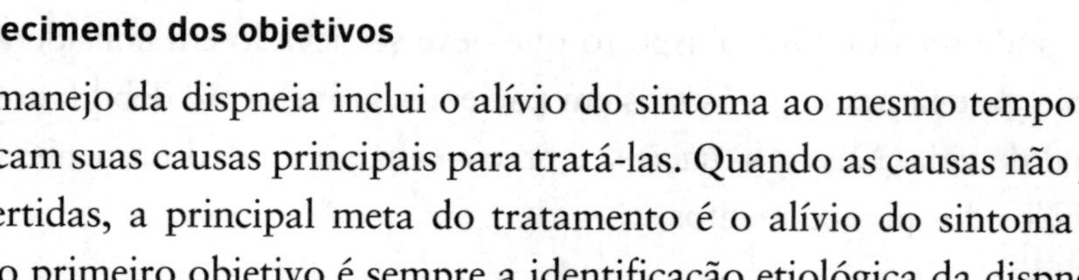

TRATAMENTO

1. Manejo das causas de base (tratamentos específicos)

Obstrução de vias aéreas superiores

Recomendação: considerar **radioterapia** se a etiologia da obstrução estiver associada com neoplasia potencialmente radiossensível. Considerar **traqueostomia profilática** em pacientes com alto risco de obstrução (neoplasias de laringe ou faringe, neoplasias extensas de cavidade oral e nasofaringe). Em pacientes com obstrução aguda, considerar **traqueostomia de urgência**, levando-se em consideração o prognóstico, podendo-se considerar o uso de **dexametasona** 8-16 mg ao dia por via endovenosa ou subcutânea ou **hidrocortisona** 200-400 mg ao dia por via endovenosa [15].

Nota: a indicação de **traqueostomia**, seja em caráter emergencial ou profilático, deve ser precedida de avaliação criteriosa do prognóstico do paciente, de suas condições clínicas gerais e das perspectivas de controle da causa da obstrução.

Obstrução traqueobrônquica por neoplasia

Recomendação: considerar **radioterapia externa, braquiterapia,** colocação de ***stent* por via broncoscópica** (sobretudo em pacientes com lesões extraluminais e/ou que serão submetidos a radioterapia posteriormente) e técnicas broncoscópicas ablativas (como **coagulação com argônio, eletrocauterização** ou **laser**). A administração de **quimioterapia sistêmica** (isoladamente ou em combinação com radioterapia) também é uma opção efetiva em pacientes com neoplasias com alto potencial de resposta ao tratamento. A utilização de **corticosteroides sistêmicos** também pode ser útil, como quando é usado para desobstrução de vias aéreas superiores.

Nota: a escolha da intervenção mais adequada dependerá de diversos fatores, incluindo etiologia da obstrução, opções terapêuticas disponíveis para o fator causador, disponibilidade no serviço, prognóstico e estado geral do paciente, preferências pessoais deste e sua capacidade para suportar o procedimento. Em geral, quando essas modalidades são utilizadas de forma apropriada, até 90% dos pacientes atingem controle da dispneia obstrutiva.

Restrição da capacidade pulmonar por derrame pleural

Recomendação: considerar **toracocentese de alívio**, seguida ou não de **pleurodese química** (com talco ou tetraciclina). A manutenção de **cateteres de drenagem** pode ser vantajosa em situações de recorrência frequente do derrame sem possibilidade de controle definitivo do quadro.

Nota: a **toracocentese** e a colocação de **cateteres de drenagem** em pacientes com doença avançada proporcionam ganho de qualidade de vida e alívio da dispneia, como demonstrado numa série de casos que avaliou o impacto da colocação de cateteres em pacientes com neoplasias terminais [16]. A comparação entre a colocação de **cateteres** e a **pleurodese química** com talco demonstrou efetividade similar entre os procedimentos, mas com melhor custo-efetividade para a **pleurodese** [17]. Bons resultados também foram demonstrados quando a pleurodese é realizada com **doxiciclina** [18]. Assim, ambas as estratégias são igualmente aceitáveis, a depender da disponibilidade e da experiência do serviço com cada uma delas.

Comprometimento de parênquima pulmonar por neoplasia (linfangite)

Recomendação: considerar **quimioterapia sistêmica** em neoplasias potencialmente responsivas. Para casos em que a quimioterapia não é uma opção, pode-se utilizar **corticoides sistêmicos** (**dexametasona** 8-16 mg ao dia por via endovenosa, subcutânea ou oral). Outra opção aceitável é o uso de diuréticos como a **furosemida** (40-120 mg ao dia), por via endovenosa ou oral.

Nota: as neoplasias mais comumente associadas ao desenvolvimento de linfangite carcinomatosa são mama, pulmão, estômago, pâncreas, reto e próstata. A avaliação multiprofissional – com médicos, fisioterapeutas, psicólogos e enfermeiros – é essencial para o manejo do quadro.

Dica: a biodisponibilidade da **dexametasona** por via oral é de cerca de 80% das formulações parenterais, podendo portanto ser utilizada com bons resultados.

Pneumonite como evento adverso do tratamento antineoplásico

Recomendação: considerar a interrupção imediata do medicamento causador do quadro e o início imediato de **corticoides sistêmicos** (veja as doses indicadas no tópico "Comprometimento de parênquima pulmonar por linfangite"). Enquanto se aguarda a confirmação diagnóstica, o uso empírico de **antibióticos de amplo espectro** pode ser adotado. A reintrodução do agente antineoplásico, após a resolução do quadro, depende da gravidade do caso, das opções terapêuticas disponíveis e da discussão entre riscos e benefícios da terapêutica.

Nota: vários agentes antineoplásicos podem estar associados à pneumopatia como efeito adverso, sendo os mais comuns a bleomicina [19], a gencitabina [20, 21], o everolimo [22], agentes anti-PD1 [23] e anti-CTLA-4 [24]. O diagnóstico exige anamnese e exames de imagem, que costumam revelar infiltrado intersticial em vidro fosco. A coleta de culturas (das vias aéreas e do sangue, sobretudo com a pesquisa de fungos e *Pneumocitis carinii*) tem de ser realizada, mas o tratamento empírico deve ser instituído o mais rapidamente possível.

Infecção pulmonar

Recomendação: considerar **antibioticoterapia.** Se esta resultar ineficaz, avaliar a introdução de **corticosteroides.**

Nota 1: se possível, deve-se identificar o microrganismo causador do quadro infeccioso para definir melhor a antibioticoterapia a ser instituída. Diante de um quadro agudo, antibioticoterapia empírica de amplo espectro deve ser introduzida o mais rapidamente possível. No entanto, a necessidade de procedimentos invasivos (como broncoscopia para obtenção de lavado brônquico, por exemplo) precisa ser criteriosamente avaliada à luz da situação clínica do paciente e dos objetivos do tratamento.

Nota 2: a indicação ou não de antibioticoterapia tem de levar em conta os objetivos a ser alcançados. Em pacientes cujas Diretivas Antecipadas de Vontade explicitem seu desejo de não receber medidas prolongadoras da vida, por exemplo, a **antibioticoterapia** pode ser compreendida como não adequada.

Broncoespasmos

Recomendação: iniciar agonistas beta-2 de curta duração (**fenoterol,** 2 a 10 gotas), associados ou não a anticolinérgicos (**ipratróprio,** 20 a 40 gotas) por via inalatória a cada 20 minutos por 3 doses (ou até melhora do quadro), seguidos de manutenção da mesma dose a cada 4 a 6 horas. É possível associar **corticosteroides sistêmicos** para casos não responsivos.

Nota: talvez seja necessária a manutenção contínua do tratamento – em caráter profilático contra novas crises de broncoespasmo – em pacientes cuja causa direta do quadro não pode ser revertida (obstruções de vias aéreas, por exemplo).

Dica: as doses de agonistas beta-2 inalatórios devem ser individualizadas, titulando-se a dose de acordo com a resposta ao tratamento e os efeitos colaterais apresentados. O ideal é manter a dose mínima necessária para o controle dos sintomas sem toxicidade. Pode-se ainda considerar o uso de **ventilação mecânica não invasiva** (VMNI) para alívio do quadro.

Anemia severa

Recomendação: considerar transfusão de concentrado de hemácias. Levar em conta o uso de **eritropoetina** para casos selecionados (anemia induzida por quimioterápicos, por exemplo). Considerar reposição de **ferro** (por via oral ou endovenosa) para casos de anemia por deficiência de ferro, especialmente se sua causa puder ser revertida.

Nota: cerca de 75% dos pacientes com anemia da doença crônica respondem adequadamente ao uso de **eritropoetina**, reduzindo-se a necessidade transfusional [25, 26]. No entanto, foi demonstrada progressão neoplásica, aumento do risco de tromboembolismo venoso e redução do tempo de sobrevida em pacientes com câncer tratados com **eritropoetina** [27, 28], restringindo-se assim sua indicação para casos específicos de anemia induzida por quimioterapia, com Hb inferior a 8 g/dl e que não possam receber transfusões de hemácias.

Dica: o uso de oxigenoterapia pode produzir alívio rápido em pacientes gravemente anêmicos até que os níveis de hemoglobina sejam corrigidos.

Edema pulmonar

Recomendação: considerar diuréticos de ação rápida, como **furosemida** por via endovenosa.

Nota: medidas adicionais (como a administração de nitratos, drogas vasoativas ou antiarrítmicos) talvez sejam necessárias, a depender da etiologia principal do edema pulmonar.

Dica: pode-se considerar **ventilação mecânica não invasiva** (VMNI), se esta estiver disponível.

Embolia pulmonar

Recomendação: considerar anticoagulação, preferencialmente com **rivaroxabana** na dose de 15 mg por via oral a cada 12 horas por três semanas, seguida de manutenção de 20 mg por via oral uma vez ao dia. Caso essa opção não esteja disponível, pode-se utilizar **heparina de baixo peso molecular** na dose de 1 mg/kg por via subcutânea a cada 12 horas.

Dica: a dose de manutenção da **rivaroxabana** deve ser ajustada para 15 mg diários em pacientes com *clearance* de creatinina entre 15 e 49 ml/min, e seu uso não é recomendado caso haja *clearance* de creatinina abaixo de 15 ml/min. A anticoagulação plena pode ser um procedimento associado a risco inaceitável em pacientes com sangramentos ativos ou com alto risco de sangramentos (úlceras ou neoplasias gástricas, metástases ativas no SNC ou outras situações similares). A indicação deve ser sempre precedida de avaliação criteriosa dos riscos e benefícios. Cabe ressaltar que o uso da **rivaroxabana** não foi adequadamente testado em pacientes oncológicos, mas seu uso nessa situação é amplamente difundido.

2. Intervenções gerais voltadas para o controle do sintoma

As medidas descritas a seguir devem ser utilizadas em paralelo com qualquer outro tratamento específico administrado para as causas de base, ou como tratamentos isolados quando a doença de base não é reversível.

Uso de opioides

Recomendação: em pacientes que ainda não estejam em uso de opioides, iniciar **morfina de liberação rápida** na dose de 2,5-10 mg por via oral (ou 1-3 mg por via endovenosa, ou 1,5-5 mg por via subcutânea/hipodermóclise) a cada 4 horas, procedendo-se a titulação da dose com aumento de 25% a cada 24 horas caso não haja alívio de pelo menos 10% na intensidade da dispneia. No caso de disponibilidade da **morfina de liberação lenta,** pode-se utilizar 10 mg a 30 mg diários por via oral, dividida em duas a três tomadas. Outra opção aceitável é **oxicodona de liberação lenta,** na dose inicial de 10 mg por via oral a cada 12 horas, com titulação da dose (acréscimo de 25%) a cada 24-48 horas de acordo com a resposta clínica. Em pacientes que estejam em uso crônico de opioides, recomendamos aumento de 25% da dose atual da medicação.

Nota 1: a eficácia da administração de opioides em baixas doses para alívio da dispneia já foi comprovada por diversos estudos, sendo considerada a abordagem farmacológica de maior impacto no alívio do sintoma [29-31]. O opioide mais estudado é a **morfina** por via oral ou parenteral, nas doses descritas em nossa recomendação [32, 33]. Para a maioria dos pacientes, doses baixas de opioides [de 20 mg a 60 mg ao dia de morfina via oral] são suficientes para o alívio sustentado da dispneia, observando-se melhora do sintoma em mais de 65% dos pacientes [33].

Nota 2: a **oxicodona** foi estudada como opção para alívio da dispneia em um estudo retrospectivo que avaliou sua eficácia em 95 pacientes oncológicos em fase final de vida, a maioria deles com uso prévio de outros opioides, tendo sido administrada por hipodermóclise, em infusão contínua. Observou-se alívio significativo dos sintomas [34]. A dose sugerida em nossas recomendações baseia-se na conversão convencional da oxicodona por via subcutânea para via oral, visto que não dispomos da apresentação injetável no Brasil. Não há estudos sólidos que comprovem sua eficácia, mas os indícios disponíveis na literatura e o racional farmacológico do uso de opioides justificaram sua inclusão como opção secundária.

Nota 3: opioides são drogas seguras no tratamento da dispneia. Estudos a respeito da incidência de depressão respiratória induzida por **opioides** em baixas doses demonstraram diminuição significativa na frequência respiratória e melhora da dispneia por meio da titulação de **morfina,** mas sem mudanças significativas em outros parâmetros respiratórios (como saturação periférica de oxigênio e pressão arterial transcutânea do dióxido de carbono), indicando ausência de depressão respiratória induzida por **opioides** [35, 36]. Tais estudos revelam que, com a titulação apropriada, opioides podem ser utilizados para alívio da dispneia pela redução da frequência respiratória sem induzir hipercarbia ou hipoxia iatrogênicas. A baixa ocorrência de depressão respiratória nessa situação também foi verificada em revisões sistemáticas recentes [29, 33].

Benzodiazepínicos

Recomendação: para pacientes nos quais a intensidade da dispneia não é reduzida com opioides e está claramente relacionada com quadros ansiosos, recomendamos a associação de benzodiazepínicos como **lorazepam** – 0,5-1 mg por via oral a cada 4 horas – ou **midazolam** – 5-10 mg por via oral em 24 horas (se não estiverem em uso de benzodiazepínicos) em caráter adjuvante.

Nota: o uso de **benzodiazepínicos** é descrito como eficaz no tratamento da dispneia, tendo como racionais os fatos de que pacientes com distúrbios de ansiedade a relatam com mais frequência, pacientes com dispneia costumam desenvolver quadros depressivos ou ansiosos associados ao sintoma e o tratamento da ansiedade/depressão pode ajudar no controle do quadro [14, 37]. No entanto, uma revisão recente publicada pela Cochrane não encontrou evidências científicas que favoreçam sua utilização para o tratamento do sintoma em si, tendo sido descritos efeitos colaterais – como sonolência e tonturas – com frequência significativamente maior que com o uso de placebo [38]. Portanto, é recomendável a avaliação psicológica dos pacientes antes da prescrição de benzodiazepínicos, restringindo sua indicação àqueles nos quais o componente psicológico da dispneia seja significativo.

Oxigenoterapia

Recomendação: para pacientes dispneicos com hipoxemia severa (pressão parcial de O_2 no sangue arterial < 55 mmHg ou saturação de O_2 < 88 %), iniciar **oxigenoterapia**. Para pacientes dispneicos sem hipoxemia severa, considerar custo-benefício da estratégia. Caso a suplementação com oxigênio seja prescrita, deve ser feito um monitoramento cuidadoso do sintoma, com reavaliação quantitativa a cada 12 horas; se não houver alívio em 72 horas, a suplementação pode ser descontinuada. A oxigenoterapia está contraindicada para pacientes não hipoxêmicos.

Nota: a utilização de oxigenoterapia é amplamente difundida como parte da abordagem da dispneia, sendo inclusive solicitada pelos próprios pacientes. Em pacientes com hipoxemia severa (PaO_2 < 60 mmHg) há evidências de ganho de sobrevida e qualidade de vida com o uso de suplementação de oxigênio continuamente ou no período noturno [39-41]. As evidências de que esse procedimento proporcione benefícios reais em pacientes sem hipoxemia grave, entretanto, são mínimas [42]. Uma revisão de 2008 sobre o uso de oxigenoterapia em pacientes adultos em cuidados paliativos mostrou-se inconclusiva a respeito de seu uso no âmbito geral, mas sugeriu que a técnica pode ser benéfica para determinados pacientes [43]. O maior estudo aleatório sobre a utilização de oxigênio em pacientes não severamente hipoxêmicos (PaO_2 > 55 mmHg) comparou o uso de O_2 ou de ar ambiente, ambos inalados por concentrador de ar por meio de uma cânula nasal a 2 l/minuto. Não foi demonstrada superioridade de uma estratégia sobre a outra, mas ambos os grupos relataram melhora da dispneia e da qualidade de vida, sugerindo que o maior benefício esteja relacionado com a movimentação do ar em si, e não com as propriedades de um gás específico como o oxigênio. O alívio da dispneia ocorreu em geral nas primeiras 48 a 72 horas [44].

Ventilação mecânica não invasiva (VMNI)

Recomendação: a VMNI pode ser usada por pacientes com dispneia, respeitando-se a fase de evolução da doença. A técnica também pode ser suspensa caso o paciente que a venha utilizando passe a apresentar mais riscos que benefícios.

Nota 1: existem fortes evidências de que o uso da VMNI, além de aliviar a dispneia, pode prevenir intubação de pacientes com doença pulmonar obstrutiva crônica (DPOC), insuficiência cardíaca congestiva e imunossuprimidos. De forma geral, no entanto, a evidência do uso da VMNI em pacientes em cuidados paliativos ainda é fraca. Na prática clínica, pode ser aplicada, observando-

-se os parâmetros de sucesso recomendados na literatura [utilizar por 2 horas, observando a frequência, o trabalho respiratório e a troca gasosa] [45]. Porém, alguns pacientes poderão utilizá-la pontualmente, antes das refeições ou de um telefonema, por exemplo, para que executem a atividade com mais tranquilidade e menos dispneia. É importante ressaltar que o paciente, além de ter o direito de recusar o procedimento, pode parar de apresentar benefícios com seu uso, tendo somente riscos (broncoaspiração de conteúdo gástrico após aerofagia, lesão cutânea e dor facial). Nesses casos, uma discussão entre equipe, paciente e família poderá culminar na retirada da VMNI.

Nota 2: a utilização de VMNI para alívio da dispneia em pacientes oncológicos com expectativa de vida inferior a seis meses foi avaliada em dois estudos recentes. Nava *et al.* compararam a eficácia do uso de Bipap com oxigenoterapia em 200 pacientes nessas condições, observando redução mais rápida da intensidade da dispneia no grupo que recebeu ventilação não invasiva, especialmente em pacientes com hipercapnia, além de menor utilização de morfina nas últimas 48 horas de vida. No entanto, foram apontadas questões metodológicas que comprometem os resultados descritos no estudo, como a exigência de que os pacientes não tivessem utilizado opioides nas duas semanas que antecederam o estudo [46]. Outro estudo aleatório comparou oxigenoterapia de alto fluxo com Bipap em 30 pacientes oncológicos hospitalizados, demonstrando alívio da sensação de dispneia em ambos os grupos, mas sem diferenças entre os dois procedimentos [47]. Considerando os custos financeiros e os resultados conflitantes dos estudos disponíveis, não recomendamos a utilização de ventilação não invasiva rotineiramente em pacientes em fase final de vida.

Insuflação nasal de alta velocidade (High velocity nasal insuflation – Hi-VNI)

Recomendação: a Hi-VNI pode ser utilizada em diferentes situações clínicas nas quais o paciente é incapaz de manter valores adequados de oxigênio e gás carbônico no sangue, sendo eficaz como medida de ventilação não invasiva.

Nota: A Hi-VNI é uma das modalidades de apoio respiratório não invasivo que fornece gases aquecidos e umidificados para pacientes por meio de uma cânula nasal, proporcionando benefícios clínicos significativos e com boa aceitação de pacientes e profissionais de diversos setores hospitalares, pela facilidade de manuseio reportada pela equipe de saúde [48]. Os dispositivos com a tecnologia **Hi-VNI** atuam por via de uma cânula nasal que permite a entrega de mistura de gases respiratórios em alta velocidade, com fluxos até 40 l/min, umidificado e aquecido. Esse suporte ventilatório ajuda a contrabalancear os sintomas e permite uma maior relação de ventilação e perfusão capilar, amplia a ventilação alveolar, aumenta o volume pulmonar, otimiza a capacidade residual pulmonar, reduz o trabalho muscular respiratório, diminui a pressão intracraniana e estabiliza a parede torácica. A **Hi-VNI** apresenta um sistema diferenciado de cânulas de pequeno calibre, que introduz uma energia dinâmica que auxilia a mistura de gases. Esse efeito de alta velocidade permite que a **Hi-VNI** elimine de modo mais eficiente o gás expiratório rico em CO_2 das vias aéreas superiores e substitua-o por um gás otimizado. Isso faz que a **Hi-VNI** seja uma terapia focada no suporte de ventilação (remoção de CO_2), bem como na oxigenação [49]. A umidificação (100%) e o aquecimento (temperaturas fisiológicas controladas) do gás fornecido são essenciais para evitar ressecamento e danos à mucosa nasal [50]. As evidências disponíveis em literatura (revisões sistemáticas e ensaios experimentais e observacionais) permitiram identificar que a tecnologia de **Hi-VNI**, por seu método de ação inovador, apresenta benefícios clínicos com relação à diminuição da ocorrência de traumas nasais em pacientes neonatos e aumento na taxa de sucesso de extubação e diminuição da taxa de intubação, bem como diminuição no tempo de necessidade de suporte respiratório. Dessa forma, o uso de **Hi-VNI** tem o potencial de promover maiores benefícios clínicos e humanísticos em relação às tecnologias padrão [51].

Antimuscarínicos

Recomendação: para pacientes com dispneia associada a hipersecretividade de vias aéreas, recomendamos administração de **escopolamina**, na dose de 0,25 mg por via subcutânea (*bolus*), seguida de 1,5 mg a cada 24 horas (0,25 mg por via subcutânea a cada 4 horas ou infusão contínua por hipodermóclise). Outras opções são **propantelina** 15 ml/ml gel ou escopolamina gel, a ser aplicados na região retroauricular três vezes ao dia.

Nota: a utilização de escopolamina foi principalmente avaliada em pacientes em fase final de vida, cursando com hipersecretividade de vias aéreas refratárias ("sororoca da morte") [52, 53].

Dica: há descrições de casos em que houve alívio da hipersecretividade de vias aéreas na fase final por meio da administração de **atropina** 0,5% (colírio) por via sublingual (1 a 2 gotas a cada 6 horas). Embora não existam evidências claras na literatura sobre essa estratégia, consideramos que ela pode ser utilizada na fase final de vida, especialmente quando não há a opção de acesso subcutâneo [54].

Intervenções ambientais

Recomendação: ambientes bem arejados e uso de **ventiladores** de uso individual, portáteis, direcionados para a face.

Nota: um estudo aleatório realizado com 50 pacientes dispneicos com doença avançada avaliou o impacto do uso de um ventilador direcionado para a face ou para as pernas dos pacientes durante cinco minutos. O estudo demonstrou redução significativa na intensidade da dispneia quando o fluxo de ar era direcionado para a face, observando-se continuidade do benefício por até dez minutos após desligado o aparelho [55].

Reabilitação pulmonar

Recomendação: programas de **reabilitação pulmonar** para pacientes com doença pulmonar obstrutiva crônica (DPOC), incluindo atividades físicas aeróbicas regulares supervisionadas, três vezes por semana, e exercícios resistidos, sempre que possível, auxiliam no controle da dispneia.

Nota: os programas de reabilitação pulmonar para pacientes com DPOC aguda podem reduzir a gravidade da dispneia. Pacientes com outras disfunções respiratórias podem se beneficiar de reabilitação pulmonar quanto mais precoce for sua inclusão no programa. A maioria dos programas consiste de atividades aeróbicas e exercícios resistidos, supervisionados por fisioterapeutas, de intensidade variável, três vezes por semana, por 6 a 12 semanas. Esse tipo de intervenção melhora a capacidade para fazer exercícios, reduz a severidade da dispneia e proporciona ganho de qualidade de vida [56].

Fisioterapia respiratória

Recomendação: pacientes dispneicos devem ser avaliados por fisioterapeutas e submetidos a fisioterapia respiratória com o objetivo de realizar higiene brônquica, melhorar o controle respiratório nas crises de dispneia e introduzir ou retirar a **ventilação mecânica não invasiva,** conforme critérios preestabelecidos.

Nota: a fisioterapia conta com um arsenal de recursos terapêuticos que auxiliam no manejo da dispneia. Após avaliação respiratória e funcional minuciosa e considerando o risco/beneficio de cada recurso, o fisioterapeuta poderá indicar e realizar técnicas para higiene brônquica (manobras como **vibrocompressão, vibração, tapotagem), ventilação com pressão positiva intermitente, drenagem postural, posicionamento adequado nas crises,** treino dos padrões respiratórios que podem ser adotados durante a crise e uso da **ventilação mecânica não invasiva** [57].

Posicionamento no leito

Recomendação: pacientes dispneicos devem ser, prioritariamente, posicionados em **decúbito dorsal elevado a 45º**, com apoio no dorso, e membros superiores apoiados em coxins.

Nota: poucos são os estudos acerca do posicionamento adequado do paciente com dispneia [58]. Sabe-se, na prática clínica – com exceção dos pacientes que apresentam abdome globoso secundário a uma ascite volumosa –, que o melhor posicionamento é sentado ou em decúbito dorsal elevado a 45°, com apoio dorsal e uso de coxins para apoio do antebraço. Tal posição favorece a mecânica da respiração, e o uso dos coxins reduz a tensão na cintura escapular, local onde grande parte dos músculos acessórios da respiração se origina ou se insere. Pacientes em fase final de vida (especialmente nas últimas horas de vida) costumam estar mais sonolentos, podendo apresentar queda de língua e roncos pré-óbito ou "sororoca". Nesse caso, o posicionamento mais adequado é o decúbito lateral com leve flexão da coluna cervical. É preciso avaliar cuidadosamente o paciente a fim de diferenciar o ronco pré-óbito de secreções nas vias aéreas.

Acupuntura

Recomendação: a **acupuntura** pode ser indicada para pacientes com dispneia crônica moderada a intensa, preferencialmente fora de períodos de exacerbação aguda.

Nota: dois estudos pequenos avaliaram o impacto da utilização de **acupuntura** em comparação com placebo (uso de agulhas em pontos não correspondentes aos pontos de **acupuntura**) em pacientes com DPOC com dispneia severa, com resultados conflitantes [59, 60]. Outro estudo pequeno, prospectivo, avaliou 20 pacientes com dispneia associada ao câncer tratados com **acupuntura**, observando-se melhora do sintoma em 70% deles, com pico de alívio dentro de 90 minutos e manutenção do benefício por até seis horas [61]. Embora a eficácia da **acupuntura** ainda não possa ser considerada estratégia rotineira, sua indicação deve ser considerada em pacientes com dispneia crônica.

Técnicas de relaxamento

Recomendação: considerar o treinamento dos pacientes em técnicas de controle da respiração, relaxamento progressivo da musculatura e exercícios de distração.

Nota: a utilização de técnicas de relaxamento pode promover melhora significativa da sensação de dispneia, do *status performance* e dos níveis de depressão e ansiedade, além de aumentar a capacidade de exercer atividades físicas [62].

Técnicas de conservação de energia

Recomendação: podem ser indicadas com a finalidade de diminuir o gasto energético dos pacientes durante a realização de suas atividades diárias; consequentemente, diminuem a sensação de dispneia, o que permite aumentar a performance funcional e a qualidade de vida [63]. As principais técnicas de conservação de energia estão descritas no Quadro 3.

Quadro 3 – Principais técnicas de conservação de energia para alívio da dispneia

Treinar a respiração diafragmática – primeiro em repouso, para que o paciente tenha a percepção dos movimentos respiratórios durante a realização das tarefas, evitando assim que faça vários períodos de apneia
Treinar membros superiores e inferiores, visando ao aumento da tolerância ao trabalho
Programar atividades com níveis distintos de exigência, começando com atividades leves, lentas e de menor gasto energético – por exemplo, atividades de higiene pessoal em posição sentada e com membros superiores apoiados (escovar os dentes, pentear os cabelos, fazer a barba, lavar o rosto)
Simplificar o desenvolvimento de determinadas tarefas adaptando o ambiente – por exemplo, o paciente pode tomar banho sentado, sem o apoio de membros superiores
Eliminar atividades desnecessárias: em vez de se enxugar com toalhas, preferir o uso de um roupão felpudo; optar por sapatos sem cadarços e usar calçadeiras de cabo longo
Orientar o paciente quanto à importância de solicitar ajuda a familiares, cuidadores e outros
Planejar o dia considerando o gasto de energia para realizar as atividades e o tempo necessário para descansar (exemplo: se tomar banho cedo, deixar para fazer os exercícios mais tarde)
Organizar o ambiente para que os materiais a ser utilizados estejam em locais de fácil acesso, evitando grandes amplitudes de movimento e flexão de tronco

Apoio psicológico

Recomendação: é recomendável que todos os pacientes com dispneia no cenário de cuidados paliativos sejam avaliados e acompanhados por psicólogo com formação na área. O apoio deve ser sempre estendido aos familiares.

REAVALIAÇÃO

A reavaliação do quadro de dispneia deve ser feita preferencialmente com a mesma ferramenta de mensuração de intensidade utilizada na avaliação inicial, sendo a frequência de reavaliação variável de acordo com a gravidade do quadro. O esquema descrito na Figura 3 é utilizado arbitrariamente em nossa instituição – visto que não há diretrizes específicas para a frequência ideal de reavaliações –, mas cabe ressaltar que o bom senso tem de prevalecer sobre essa conduta, devendo-se reavaliar o paciente com maior ou menor frequência de acordo com suas necessidades individuais.

Figura 3 – Esquema sugerido para reavaliação da dispneia em pacientes em cuidados paliativos

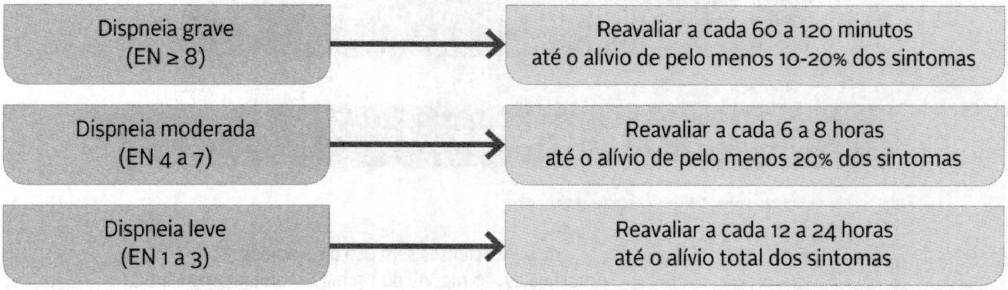

EN = Escala numérica

As reavaliações regulares devem ser mantidas até que seja atingido o objetivo definido pelo paciente, pelos familiares e pela equipe de saúde: controle adequado do sintoma, redução do sofrimento do paciente e/ou dos familiares, sensação de maior conforto, melhora da qualidade de vida e ressignificação da realidade. Caso os objetivos não sejam atingidos, as intervenções devem ser intensificadas e pode-se considerar a necessidade de sedação paliativa, preferencialmente conduzida por equipe especializada em cuidados paliativos [34] (veja o Capítulo 15).

MEDIDAS PREVENTIVAS E EDUCAÇÃO DO PACIENTE E DE SEUS FAMILIARES

Após o alívio (parcial ou completo) inicial da dispneia, o paciente deve receber orientações sobre medidas que podem auxiliar na prevenção de novos episódios e reduzir a ansiedade e o sofrimento caso o problema volte a se intensificar. Algumas dessas medidas são:

- exercícios de respiração diafragmática, que aumentam a capacidade inspiratória;
- técnicas de relaxamento, que reduzem a ansiedade e o pânico;
- orientação do paciente quanto a formas de economizar energia em atividades cotidianas, como tomar banho, falar ao telefone ou trocar de roupa;
- garantia de disponibilidade da equipe caso o quadro piore;
- orientação dos familiares sobre medidas imediatas em caso de piora da dispneia.

FLUXOGRAMA DE TRATAMENTO DA DISPNEIA

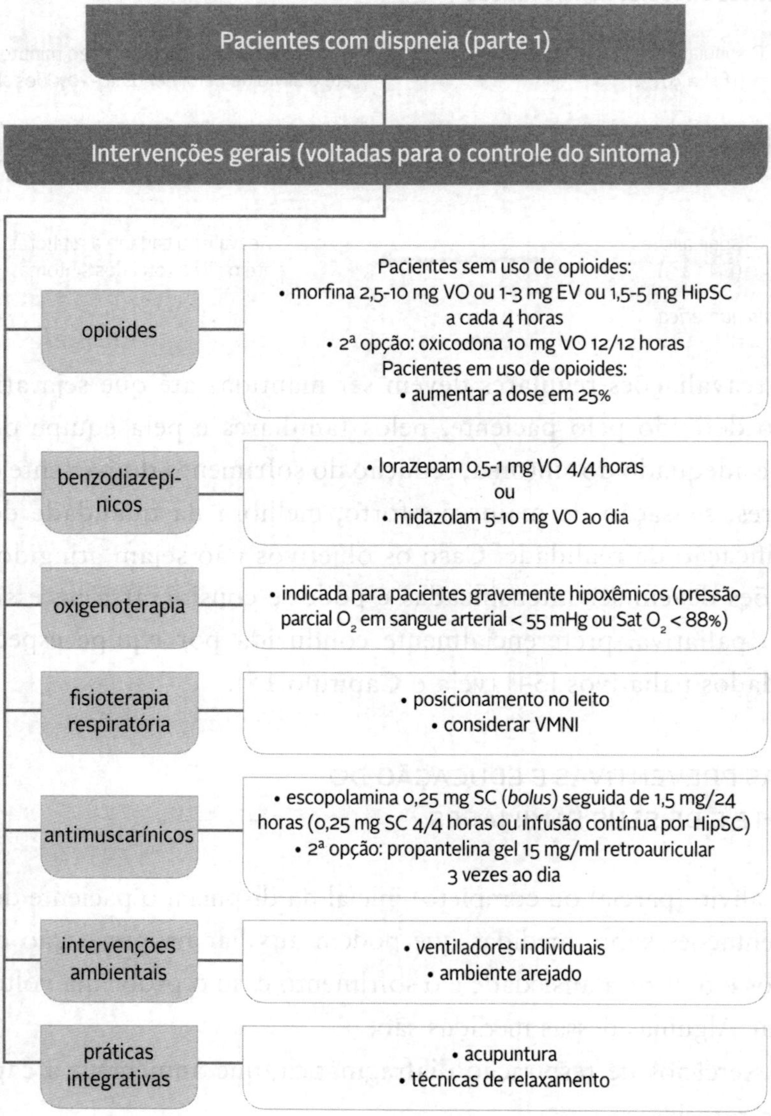

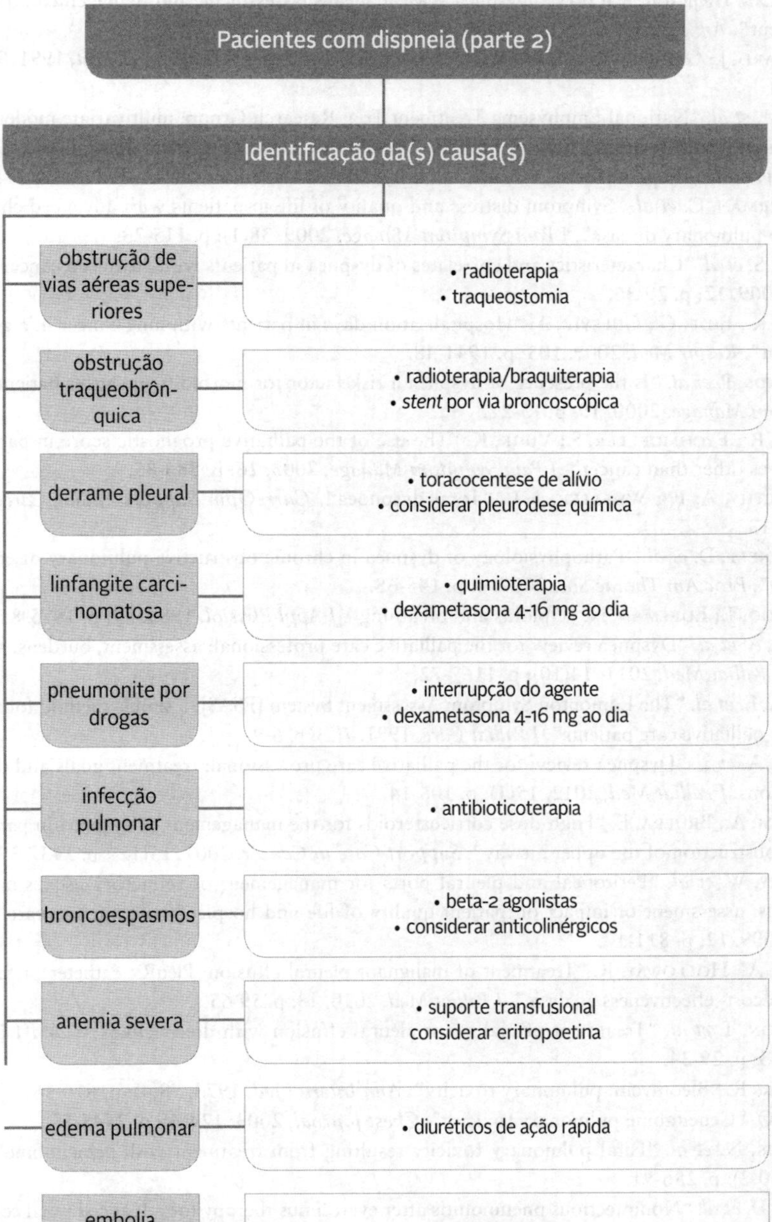
Pacientes com dispneia (parte 2)
Identificação da(s) causa(s)
obstrução de vias aéreas superiores
• radioterapia
• traqueostomia
obstrução traqueobrônquica
• radioterapia/braquiterapia
• *stent* por via broncoscópica
derrame pleural
• toracocentese de alívio
• considerar pleurodese química
linfangite carcinomatosa
• quimioterapia
• dexametasona 4-16 mg ao dia
pneumonite por drogas
• interrupção do agente
• dexametasona 4-16 mg ao dia
infecção pulmonar
• antibioticoterapia
broncoespasmos
• beta-2 agonistas
• considerar anticolinérgicos
anemia severa
• suporte transfusional
considerar eritropoetina
edema pulmonar
• diuréticos de ação rápida
embolia pulmonar
• anticoagulação

REFERÊNCIAS

1. American Thoracic Society. "Dyspnea – Mechanisms, assessment, and management: a consensus statement". *Am J Respir Crit Care*, 1999. **159**: p. 321-40.
2. Bernhard, J.; Ganz, P. "Psychosocial issues in lung cancer patients [Part 2]". *Chest*, 1991. **99**: p. 480--85.
3. Moy, M. *et al.* "National Emphysema Treatment Trial Research Group: multivariate models of determinants of health-related quality of life in severe chronic obstructive pulmonary disease". *J Rehabil Res Dev*, 2009. **46**: p. 643-54.
4. Blinderman, C. *et al.* "Symptom distress and quality of life in patients with advanced chronic obstructive pulmonary disease". *J Pain Symptom Manage*, 2009. **38**(1): p. 115-23.
5. Reddy, S. *et al.* "Characteristics and correlates of dyspnea in patients with advanced cancer". *J Palliat Med*, 2009. **12**: p. 29-36.
6. Skaug, K.; Eide, G.; Gulsyik, A. "Hospitalisation days in patients with lung cancer in a general population". *Respir Med*, 2009. **103**: p. 1941-48.
7. Edmonds, P. *et al.* "Is the presence of dyspnea a risk factor for morbidity in cancer patients?" *J Pain Symptom Manage*, 2000. **19**: p. 15-22.
8. Glare, P. ; Eychmueller, S.; Virik, K. "The use of the palliative prognostic score in patients with diagnoses other than cancer". *J Pain Symptom Manage*, 2003. **26**: p. 883-85.
9. Abernethy, A. P. ; Wheller, J. L. "Total dyspnoea". *Curr Opin Support Palliat Care*, 2008. 2: p. 110-13.
10. O'Donnell, D. *et al.* "Pathophysiology of dyspnea in chronic obstructive pulmonary disease: a roundtable". *Proc Am Thorac Soc*, 2007. **4**: p. 145-68.
11. Santiago, T.; Edelman, N. "Opioids and breathing". *J Appl Physiol*, 1985. **59**: p. 1675-85.
12. Kamal, A. *et al.* "Dyspnea review for the palliative care professional: assessment, burdens, and etiologies". *J Palliat Med*, 2011. **14**(10): p. 1167-72.
13. Bruera, E. *et al.* "The Edmonton Symptom Assessment System [ESAS]: a simple method for the assessment of palliative care patients". *J Palliat Care*, 1991. **7**(2): p. 6-9.
14. Kamal, A. *et al.* "Dyspnea review for the palliative care professional: treatment goals and therapeutical options. *J Palliat Med*, 2012. **15**(1): p. 106-14.
15. Elsayem, A.; Bruera, E. "High-dose corticosteroids for the management of dyspnea in patients with tumor obstruction of the upper airway". *Support Care in Cancer*, 2007. **15**(12): p. 1437-39.
16. Monsky, W. *et al.* "Peritoneal and pleural ports for management of refractory ascites and pleural effusions: assessment of impact on patient quality of life and hospice/home nursing care". *J Palliat Med*, 2009. **12**: p. 811-17.
17. Olden, A.; Holloway, R. "Treatment of malignant pleural effusion: PleuRx catheter or talc pleurodesis? A cost- effectiveness analysis". *J Palliat Med*, 2010. **13**: p. 59-65.
18. Mansson, T. *et al.* "Treatment of malignant pleural effusion with doxycicline". *Scand J Infect Dis*, 1988. **53**: p. 29-34.
19. Rudders R. "Bleomycin: pulmonary toxicity". *Ann Intern Med*, 1973. **78**(4): p. 616-18.
20. Gajic, O. "Gencitabine pulmonary toxicity". *Chest Journal*, 2003. **124**(4): p. 244S-5S.
21. Pavlakis, N. *et al.* "Fatal pulmonary toxicity resulting from treatment with gemcitabine". *Cancer*, 1997. **80**(2): p. 286-91.
22. White, D. *et al.* "Noninfectious pneumonitis after everolimus therapy for advanced renal cell carcinoma". *American Journal of Respiratory and Critical Care Medicine*, 2010. **182**(3): p. 396-403.
23. Eigentler T. *et al.* "Diagnosis, monitoring and management of immune-related adverse drug reactions of anti-PD-1 antibody therapy". *Cancer Treat Review*, 2016. **45**: p. 7-18.
24. Bertrand, A. *et al.* "Immune related adverse events associated with anti-CTLA-4 antibodies: systematic review and meta-analysis". *BMC Medicine*, 2015. **13**(1): p. 1.

25. Seidenfeld, J. *et al.* "Epoetin treatment of anemia associated with cancer therapy: a systematic review and meta-analysis of controlled clinical trials". *Journal of the National Cancer Institute*, 2001. p. 1204-14.
26. Turner, R. *et al.* "Epoetin alfa in cancer patients: evidence-based guidelines". *J Pain Symptom Manage*, 2001. **22**: p. 954-65.
27. Bennett, C. "Venous thromboembolism and mortality associated with recombinant erythropoietin and darbepoetin administration for the treatment of cancer-associated anemia". *JAMA*, 2008. **299**(8): p. 914-24.
28. Bohlius, J. *et al.* "Recombinant human erythropoiesis-stimulating agents and mortality in patients with cancer: a meta-analysis of randomized trials". *Lancet*, 2009. **373**: p. 1532-42.
29. Jennings, A. *et al.* "A systematic review of the use of opioids in the management of dyspnoea". *Thorax*, 2002. **57**: p. 939-44.
30. Ben-Aharon, I. *et al.* "Interventions for alleviating cancer-related dyspnea: a systematic review". *J Clin Oncol*, 2008. **26**: p. 2396-404.
31. Viola, R. *et al.* "The management of dyspnea in cancer patients: a systematic review". *Support Care Cancer*, 2008. **16**: p. 329-37.
32. Abernethy, A. *et al.* "Randomised, double blind, placebo controlled crossover trial of sustained release morphine for the management of refractory dyspnoea". *BMJ*, 2003. **327**: p. 523-28.
33. Currow, D. *et al.* "Once-daily opioids for chronic dyspnea: a dose increment and pharmacovigilance study". *J Pain Symptom Manage*, 2011. **42**: p. 388-89.
34. Kawabata, M.; Kaneishi, K. "Continuous subcutaneous infusion of compound oxycodone for the relief of dyspnea in patients with terminally ill cancer: a retrospective study". *Am J Hosp Palliat Care*, 2013. **30**: p. 305-11.
35. Clemens, K.; Klaschik, E. "Symptomatic therapy of dyspnea with strong opioids and its effect on ventilation in palliative care patients". *J Pain Symptom Manage*, 2007. **33**: p. 473-81.
36. Clemens, K.; Quednau, I.; Klaschik, E. "Is there a higher risk of respiratory depression in opioid--naive palliative care patients during symptomatic therapy of dyspnea with strong opioids?" *J Palliat Med*, 2008. **11**: p. 204-16.
37. Navigante, A.; Castro, M.; Cerchietti, L. "Morphine versus midazolam as upfront therapy to control dyspnea perception in cancer patients while its underlying cause is sought or treated". *J Pain Symptom Manage*, 2010. **39**: p. 820-30.
38. Simon, S. *et al.* "Benzodiazepines for the relief of breathlessness in advanced malignant and non-malignant diseases in adults". *Cochrane Database Syst Rev*, 2016. **10**: p. CD007354.
39. Eaton, T. *et al.* "Long-term oxygen therapy improves health-related quality of life". *Respir Med*, 2004. **98**(4): p. 285-93.
40. "Continuous or nocturnal oxygen therapy in hypoxemic chronic obstructive lung disease: a clinical trial". Nocturnal Oxygen Therapy Trial Group. *Ann Intern Med*, 1980. **93**: p. 391-98.
41. "Long term domiciliary oxygen therapy in chronic hypoxic cor pulmonale complicating chronic bronchitis and emphysema". Report of the Medical Research Council Working Party. *Lancet*, 1981. **1**: p. 681-86.
42. Davidson, P. ; Johnson, M. "Update on the role of palliative oxygen". *Curr Opin Support Palliat Care*, 2011. **5**(2): p. 87-91.
43. Cranston, J.; Crockett, A.; Currow, D. "Oxygen therapy for dyspnoea in adults". *Cochrane Database Syst Rev*, 2008. (**3**): p. CD004769.
44. Abernethy, A. *et al.* "Effect of palliative oxygen versus room air in relief of breathlessness in patients with refractory dyspnoea: a double-blind, randomised controlled trial". *Lancet*, 2010. **376**: p. 784-93.
45. Curtis, J. *et al.* "Noninvasive positive pressure ventilation in critical and palliative care settings: understanding the goals of therapy". *Crit Care Med*, 2007. **35**(3): p. 932-39.
46. Nava, S. *et al.* "Palliative use of non-invasive ventilation in end-of-life patients with solid tumours: a randomised feasibility trial". *Lancet Oncol*, 2013. **14**(3): p. 219-27.

47. Hui, D. *et al.* "High-flow oxygen and bilevel positive airway pressure for persistent dyspnea in patients with advanced cancer: a phase II randomized trial". *J Pain Symptom Manage*, 2013. **46**: p. 463-73.
48. Slain, K.; Shein, S.; Rotta, A. "Uso da cânula nasal de alto fluxo no departamento de emergência pediátrica". *J Pediatr*, 2017. 93(1): p. 36-45.
49. Miller, T.; Saberi, B.; Saberi, S. "Computational fluid dynamics modeling of extrathoracic airway flush: evaluation of high flow nasal cannula design elements". *J Pulm Respir Med*, 2016. **6**(5): p. 1-7.
50. Kopelman, A.; Holbert, D. "Use of oxygen cannulas in extremely low birthweight infants is associated with mucosal trauma and bleeding, and possibly with coagulase-negative staphylococcal sepsis". *J Perinatol*, 2003. **23**(2): p. 94-97.
51. Roca, O. *et al.* "Evidence for the effectiveness of heated and humidified high flow nasal cannula supportive therapy in adult patients with respiratory failure". *Crit Care Med*, 2016. **20**(1): p. 109.
52. Wildiers, H. *et al.* "Atropine, hyoscine butylbromide, or scopolamine are equally effective for the treatment of death rattle in terminal care". *J Pain Symptom Manage*, 2009. **38**: p. 124-33.
53. Wildiers, H.; Menten, J. "Death rattle: prevalence, prevention and treatment". *J Pain Symptom Manage*, 2002. **23**: p. 310-17.
54. Shinjo, T.; Okada, M. "Atropine eyedrops for death rattle in a terminal cancer patient". *J Palliat Med*, 2013. **16**(2): p. 212-14.
55. Galbraith, S. *et al.* "Does the use of a handheld fan improve chronic dyspnea? A randomized, controlled, crossover trial". *J Pain Symptom Manage*, 2010. **39**: p. 831-38.
56. Ries, A. *et al.* "Pulmonary rehabilitation: joint ACCP/AACVPR evidence-based clinical practice guidelines". *Chest*, 2007. **131**(5 supl): p. 4S-42S.
57. Marcucci, F. "Papel da fisioterapia em cuidados paliativos no paciente com câncer". *Revista Brasileira de Cancerologia*, 2005. **51**(1): p. 67-77.
58. Ribeiro, E. "Considerações sobre o posicionamento corporal durante a fisioterapia respiratória". *Revista Brasileira de Fisioterapia*, 1996. I(2): p. 61-65.
59. Jobst, K. *et al.* "Controlled trial of acupuncture for disabling breathlessness". *Lancet*, 1986. **2**: p. 1416-19.
60. Lewith, G.; Prescott, P.; Davis, C. "Can a standardized acupuncture technique palliate disabling breathlessness: a single- blind, placebo-controlled crossover study". *Chest*, 2004. **125**: p. 1783-90.
61. Filshie, J. *et al.* "Acupuncture for the relief of cancer-related breathlessness". *Palliat Med*, 1996. **10**: p. 145-50.
62. Bredin, M. *et al.* "Multicentre randomised controlled trial of nursing intervention for breathlessness in patients with lung cancer". *BMJ*, 1999. **318**(7188): p. 901.
63. Veloso, M.; Jardim, J. "Functionality of patients with chronic obstructive pulmonary disease: energy conservation techniques". *J Bras Pneumol*, 2006. **32**(6): p. 580-86.

4
Náuseas e vômitos

Náuseas e vômitos são sintomas muito prevalentes no âmbito de cuidados paliativos. Mais da metade dos pacientes oncológicos apresenta náuseas e cerca de um terço tem vômitos nas fases avançadas da doença, muitas vezes sem relação com a administração de tratamentos oncológicos [1-3]. Embora os dados da prevalência de náuseas e vômitos em pacientes com doenças não oncológicas avançadas sejam bem menos conhecidos, há evidências de que os sintomas estão presentes em 43-49% dos pacientes com aids, 17-48% dos portadores de insuficiência cardíaca crônica, 30-43% daqueles com diagnóstico de insuficiência renal crônica e 18% dos portadores de doença pulmonar obstrutiva crônica [4, 5].

Seu impacto na qualidade de vida dos pacientes é significativo, associando-se a perdas físicas, sociais e emocionais, além de causarem grande estresse familiar [1].

DEFINIÇÕES

Náusea é a sensação desagradável da necessidade urgente de vomitar, em geral acompanhada de sintomas autonômicos (sudorese fria, sialorreia, hipotonia gástrica, refluxo do conteúdo gastrintestinal para o estômago, entre outros). **Vômito** é a expulsão rápida e forçada do conteúdo gástrico pela boca [6].

CAUSAS MAIS FREQUENTES EM CUIDADOS PALIATIVOS

A determinação da(s) causa(s) de náuseas e/ou vômitos é essencial para o manejo adequado dos sintomas. Deve-se ter em mente que sua etiologia é quase sempre multifatorial [7]. O Quadro 1 disponibiliza os fatores etiológicos mais frequentemente associados a esses sintomas no âmbito dos cuidados paliativos.

Quadro 1 – Aspectos etiológicos mais frequentes de náuseas e/ou vômitos em cuidados paliativos [8]

DISTÚRBIOS TÓXICOS/METABÓLICOS	
Drogas	• Quimioterapia • Opioides • Anti-inflamatórios não hormonais • Aspirina • Digoxina • Ferro • Antibióticos • Teofilina • Inibidores seletivos da reabsorção da serotonina • Bupropiona • Anticonvulsivantes • Outras
Falência orgânica	• Insuficiência hepática • Insuficiência renal
Distúrbios metabólicos	• Hipercalcemia • Hiponatremia • Cetoacidose
Envenenamento ou abuso de substâncias	
Infecção	
DISTÚRBIOS VISCERAIS	
Obstrução	• Estômago • Intestino delgado • Intestino grosso • Vias biliares
Hepatomegalia	
Constipação intestinal grave	
Gastroparesia	

→

→

DISTÚRBIOS TÓXICOS/METABÓLICOS	
Inflamação/irritação	• Anti-inflamatórios não hormonais • Quimioterapia • Radioterapia • Gastrite • Gastroenterite • Hepatite • Colecistite • Pancreatite
Tumores do trato gastrintestinal e tórax	
Ascite	
SISTEMA NERVOSO CENTRAL	
Hipertensão intracraniana	• Neoplasias (primárias ou metastáticas) • Hemorragia • Irradiação craniana • Abscesso
Infiltração meníngea	
Sistema vestibular	• Efeitos de medicamentos • Labirintopatia
Ansiedade	• Náuseas e vômitos antecipatórios
Dor	

AVALIAÇÃO INICIAL DE PACIENTES COM NÁUSEAS E VÔMITOS

A avaliação inicial inclui história clínica detalhada, exame físico e investigação de causas potencialmente reversíveis dos sintomas. No entanto, a abordagem inicial e a estratégia terapêutica são fortemente influenciadas pela situação clínica do paciente, pelo prognóstico e pelos objetivos do cuidado. Assim, para pacientes em fase final de vida, talvez não seja sensato proceder investigação etiológica inicial, administrando-se medidas empíricas para o controle de sintomas [9].

1. Avaliação clínica diagnóstica

Recomendação: avaliar náuseas e vômitos separadamente. Os aspectos importantes a ser investigados são descritos no Quadro 2.

Quadro 2 – Avaliação clínica inicial de pacientes em cuidados paliativos com náuseas e/ou vômitos

Indagar sobre o uso de medicamentos com potencial emetogênico (veja o Quadro 1)
Avaliar exposição a tratamentos oncológicos (quimioterapia e/ou radioterapia)
Indagar sobre presença de dor abdominal/cólicas em associação com vômitos, que sugere etiologia orgânica visceral
Indagar sobre hábito intestinal (parada de evacuações) e eliminação de flatos, que podem sugerir obstrução intestinal (especialmente em pacientes com câncer avançado, do sexo feminino e com neoplasias de trato gastrintestinal ou ginecológicas/pélvicas); avaliar a presença de distensão abdominal e ruídos hidroaéreos; se necessário, realizar toque retal para a avaliação de fecalomas
Indagar sobre as características dos vômitos (grande volume de vômito logo após as refeições, com presença de restos alimentares, sugere obstrução proximal em estômago ou intestino delgado, enquanto vômitos de menos volume e com odor fétido/fecaloide indicam obstrução intestinal distal)
Avaliar fatores de melhora/piora das náuseas (em pacientes com gastroparesia ou obstrução, as náuseas em geral são aliviadas após os vômitos, enquanto no caso de náuseas induzidas por medicamentos ou causas metabólicas o quadro é persistente e independente dos vômitos)
Indagar sobre presença de queimação retroesternal associada às náuseas, que pode indicar refluxo gastroesofágico
Avaliar a presença de vertigens e nistagmo, indicativos de disfunção do sistema vestibular
Avaliar presença de febre ou de outros sintomas sugestivos de infecção
Avaliar a presença de sinais de comprometimento de sistema nervoso central (cefaleia, déficit motor, alterações visuais, confusão mental, convulsões, papiledema)
Avaliar a presença de hepatomegalia e/ou ascite

2. Graduação dos sintomas

Recomendação: é importante graduar a intensidade das náuseas e dos vômitos para que os sintomas sejam monitorados. Recomendamos a utilização da escala Edmonton Symptom Assessment Scale (ESAS), solicitando ao paciente que pontue a sensação de náuseas de 0 a 10, sendo 0 a ausência de náuseas e 10 as piores náuseas possíveis. Consideramos que não existem ferramentas práticas e objetivas para avaliação específica dos vômitos. Assim, recomendamos a avaliação individual, feita pelo paciente e/ou por seus familiares, graduando-se o sintoma em ausente, pouco, moderado ou intenso.

Nota: embora a ESAS tenha sido desenhada e testada em pacientes com câncer, sua fácil aplicação acaba por favorecer seu uso também em pacientes não oncológicos.

3. Exames complementares

A solicitação de exames complementares pode ser útil para o diagnóstico etiológico e o manejo dos sintomas. No entanto, a solicitação de quaisquer dos exames descritos no Quadro 3 deve ser precedida de avaliação dos riscos/ benefícios de cada um deles, especialmente em pacientes com PPI > 6 (veja o Capítulo 1).

Quadro 3 – Exames complementares potencialmente úteis na abordagem de náuseas/ vômitos em cuidados paliativos

SUSPEITA CLÍNICA	EXAMES POTENCIALMENTE ÚTEIS
Distúrbios metabólicos/tóxicos	• Dosagem sérica de cálcio, sódio, ureia, creatinina, transaminases hepáticas, bilirrubinas, potássio, ferro, digoxina • Hemograma • PCR • Exames toxicológicos
Obstrução de trato gastrintestinal	• RX de abdome (em pé e em decúbito) • Tomografia computadorizada abdominal
Comprometimento de sistema nervoso central	• Tomografia computadorizada ou ressonância nuclear magnética de crânio • Punção liquórica
Inflamação/irritação gástrica	• Endoscopia digestiva alta

TRATAMENTO

Princípios fundamentais da terapêutica

Recomendação: o manejo de náuseas/vômitos deve obedecer aos seguintes passos básicos: identificar e tratar as causas reversíveis; manter esquema de antieméticos regularmente (e não "se necessário"); sempre avaliar necessidade de via alternativa à oral (subcutânea, hipodermóclise ou endovenosa); considerar sempre a possibilidade de múltiplos fatores etiológicos, abordando todos eles.

Abordagem não farmacológica

A abordagem não farmacológica deve ser iniciada assim que sejam identificados os sintomas, independentemente de sua etiologia.

Medidas ambientais

Recomendação: proporcionar um ambiente tranquilo e arejado, além de controlar odores desagradáveis (colostomias, tumores necróticos, lesões por pressão).

Orientações nutricionais

Recomendação: as principais recomendações nutricionais para controle de náuseas/vômitos estão descritas no Quadro 4 [1, 10-15].

Quadro 4 – Orientações nutricionais para controle de náuseas/vômitos em cuidados paliativos

Incentivar e orientar o paciente a se alimentar, apesar das náuseas e dos vômitos
Evitar jejum prolongado
Fracionar a dieta, com redução do volume oferecido por refeição (6 a 8 refeições por dia)
Manter os horários das refeições
Priorizar alimentos que sejam da preferência do paciente
Evitar que o próprio paciente precise preparar os alimentos
Servir almoço e jantar em temperatura ambiente para diminuir o odor das preparações
Evitar a ingesta de líquidos durante as refeições (mas manter oferta hídrica abundante entre elas)
Evitar alimentos gordurosos, condimentados, muito salgados, ácidos e/ou com odor forte (peixe, por exemplo)
Dar preferência a alimentos mais secos, cítricos, salgados e frios ou gelados (água de coco, picolés, biscoitos de água e sal, laranja, gelatina, saladas, suco de limão gelado)
Evitar alimentos muito doces (doces com chantili, doce de leite, cremes etc.)
Dar preferência a realizar as refeições em ambientes arejados
Manter a cabeceira elevada (no mínimo 45°) durante as refeições
Mastigar ou chupar gelo 40 minutos antes das refeições
Utilizar gengibre em infusão (como tempero ou adicionado a sucos e sopas)
Em caso de aporte nutricional insuficiente, associar terapia nutricional oral (TNO) hipercalórica e hiperproteica, palatável ao paciente, fracionado em pequenos volumes, gelado ou congelado, ou mesmo misturado a sorvetes

Práticas integrativas e complementares

Ioga e treinamento em relaxamento muscular progressivo

Recomendação: programas regulares de ioga podem ser úteis no controle das náuseas induzidas por quimioterapia, bem como no controle das náuseas antecipatórias aos quimioterápicos.

Nota: o impacto do estresse e da ansiedade na presença e na manutenção das náuseas é bastante conhecido. Técnicas como a ioga, que auxiliam no controle do estresse por sua ação no sistema parassimpático, podem trazer benefícios significativos no manejo de náuseas e vômitos [16, 17].

Acupuntura

Recomendação: aplicação de acupuntura sobre os pontos tradicionalmente usados para controle de emese pode ajudar pacientes submetidos a quimioterapia de alto potencial emetogênico.

Nota: há limitação considerável na qualidade dos estudos que avaliam a acupuntura como estratégia eficaz para o controle de náuseas e vômitos em cuidados paliativos, e seus resultados se restringem ao controle desses sintomas quando induzidos por quimioterapia [18, 19].

Abordagem farmacológica

A definição da estratégia farmacológica depende principalmente da(s) etiologia(s) dos sintomas e de sua intensidade. A escolha das medicações a ser utilizadas e de suas vias de administração está intrinsecamente relacionada com essas duas variáveis principais.

Náuseas/vômitos induzidos por drogas ou processos infecciosos

Recomendação: haloperidol – 1-2,5 mg por via oral ou por hipodermóclise, uma a duas vezes ao dia, preferencialmente à noite. Outra opção é **ondansetrona** – 8 mg por via oral, endovenosa ou por hipodermóclise a cada 8 horas. Como segunda linha, recomendamos **levomepromazina** (10 mg/ml) – 6 gotas por via oral uma a duas vezes ao dia (iniciar somente à noite).

Nota: o haloperidol pode aumentar o risco de efeitos extrapiramidais (parkinsonismo, distonia, acatisia). A dose máxima preconizada para o haloperidol é de 2,5 mg a cada 6 horas.

Dica: no caso de idosos, reduzir a dose de haloperidol para 0,25-0,5 mg por dose.

Náuseas/vômitos induzidos por radioterapia

Recomendação: administrar esquema antiemético de acordo com o potencial emetogênico do tratamento radioterápico (Quadro 5) [17, 20].

Quadro 5 – Níveis de risco de emese induzida por radioterapia [17, 20]

NÍVEL DE RISCO	FATORES DE RISCO	ESQUEMA ANTIEMÉTICO RECOMENDADO
Alto	Total body irradiation (TBI)	• Associação de um antagonista do receptor 5HT3 e corticosteroide durante todo o tratamento radioterápico • Ondansetrona 8 mg por via oral a cada 8-12 h ou granisetrona 1 mg por via oral a cada 12-24 horas • Dexametasona 8 mg ao dia por 5 a 7 dias
Moderado	Abdome superior, cranioespinhal	Mesma associação preconizada para alta emetogenicidade ou apenas receptor 5HT3 (sem corticosteroide)
Baixo	Crânio total, cabeça e pescoço, tórax, pelve	Antagonista 5HT3: • Ondansetrona: 8 mg por via oral a cada 8-12 horas ou granisetrona 1 mg por via oral a cada 12-24 horas (ou apenas como resgate, no caso de ocorrerem sintomas)
Mínimo	Mama, extremidades	Sem indicação de profilaxia antiemética

Nota 1: recomendamos atenção especial para pacientes com mais de 55 anos, do sexo feminino, com história prévia de náuseas/vômitos induzidos por quimioterapia/radioterapia e/ou com quadro de ansiedade. Esse perfil de pacientes apresenta maior risco de desenvolver os sintomas [21].

Nota 2: embora os estudos sobre o papel da **olanzapina** na emese induzida por tratamento oncológico sejam restritos a pacientes em quimioterapia, é provável que a droga seja benéfica no cenário de tratamento radioterápico. Consideramos aceitável sua utilização empírica para casos cuja resposta aos esquemas iniciais seja insuficiente, associando-a na dose de 5-10 mg à noite.

Náuseas/vômitos induzidos por quimioterapia endovenosa

Recomendação: administrar esquema antiemético profilático de acordo com o potencial emetogênico do esquema quimioterápico utilizado, como descrito no Quadro 6 [22].

Em casos **refratários aos esquemas iniciais,** recomendamos a associação de **olanzapina** 5-10 mg por via oral (à noite) D1-D3 [23, 24].

Em casos de **náuseas/vômitos antecipatórios,** recomendamos o uso de ansiolíticos como **lorazepam** 0,5-1 mg por via oral até a cada 4 horas, iniciando-se até dois dias antes da administração de quimioterapia.

Dica: o uso de olanzapina deve ser feito com cautela, especialmente em idosos, devido à possibilidade de sedação induzida pela droga.

Quadro 6 – Potencial emetogênico dos quimioterápicos endovenosos e esquemas antieméticos recomendados [17]

AGENTES QUIMIOTERÁPICOS ENDOVENOSOS		ESQUEMA ANTIEMÉTICO PRECONIZADO
Potencial emetogênico ALTO		
AC* Carmustina Cisplatina Ciclofosfamida > 1500 mg/m²	Dacarbazina Mecloretamina Estreptozocina Esquemas com carboplatina	• **aprepitant** 125 mg por via oral D1 + dexametasona 12 mg por via endovenosa D1 + antagonista do receptor 5-HT3 (**ondansetrona** 16 mg por via endovenosa D1 ou **granisetrona** 1 mg por via endovenosa D1 ou **palonosetrona** 0,25 mg por via endovenosa D1), seguidos de **aprepitant** 80 mg por via oral D2 e D3 + **dexametasona** 8 mg por via oral ao dia D2-D4; • **fosaprepitant** 150 mg por via endovenosa D1 + **dexametasona** 12 mg por via endovenosa D1 + antagonista do receptor 5-HT3 (**ondansetrona** 16 mg por via endovenosa D1 ou **granisetrona** 1 mg por via endovenosa D1 ou **palonosetrona** 0,25 mg por via endovenosa D1).
Potencial emetogênico MODERADO		
Alemtuzumabe Azacitidina Bendamustina Carboplatina Ciclofosfamida (<1500 mg/m²) Citarabina (>1000 mg/m²) Daunorrubicina Doxorrubicina	Epirrubicina Idarrubicina Ifosfamida Irinotecano Oxaliplatina Romidepsina Temozolomida Thiotepa Trabectedina	Associação de um antagonista do receptor 5HT3 (**ondansetrona** 8 mg por via endovenosa D1 ou **granisetrona** 1 mg por via endovenosa D1 ou **palonosetrona** 0,25 mg por via endovenosa D1) + **dexametasona** 20 mg por via endovenosa D1, seguidos de **dexametasona** 8 mg por via oral ao dia por 3 dias

→

→

AGENTES QUIMIOTERÁPICOS ENDOVENOSOS		ESQUEMA ANTIEMETICO PRECONIZADO
Potencial emetogênico BAIXO		
Aflibercept Belinostat Blinatumomab Bortezomib Brentuximab Cabazitaxel Carfilzomib Catumaxumab Cetuximab Citarabina (<1000 mg/m²) Docetaxel Eribulina Etoposido 5-Fluoracil Gencitabina Ipilimumabe	Ixabepilona Metotrexato Mitomicina Mitoxantrona Nab-paclitaxel Paclitaxel Panitumumab Pemetrexed Doxorrubicina lipossomal Pertuzumabe Temsirolimo Topotecano Trastuzumabe-emtansina Vinflunina	Antagonista do receptor 5HT3 (como descrito para moderada) ou **metoclopramida** 10-30 mg por via endovenosa D1 ou **dexametasona** 20 mg por via endovenosa D1
Potencial emetogênico MÍNIMO		
2-CDA Bevacizumabe Bleomicina Bussulfano Cladribina Fludarabina Nivolumabe Ofatumumabe	Pembrolizumabe Pixantrona Pralatrexato Rituximabe Trastuzumabe Vimblastina Vincristina Vinorelbina	Não está indicada profilaxia antiemética

*Combinação de antraciclina e ciclofosfamida para tratamento do câncer de mama

Náuseas/vômitos induzidos por quimioterapia oral

Recomendação: administrar esquema antiemético profilático de acordo com o potencial emetogênico do esquema quimioterápico utilizado, como descrito no Quadro 7 [22].

Em casos **refratários aos esquemas iniciais,** recomendamos a associação de **olanzapina** 5-10 mg por via oral (à noite) D1-D3 [23, 24].

Em casos de **náuseas/vômitos antecipatórios,** recomendamos o uso de ansiolíticos como **lorazepam** 0,5-1 mg por via oral até a cada 4 horas, iniciando-se até dois dias antes da administração de quimioterapia.

Quadro 7 – Potencial emetogênico dos quimioterápicos orais e esquemas antieméticos recomendados [17]

AGENTES QUIMIOTERÁPICOS ORAIS		ESQUEMAS ANTIEMÉTICOS
Potencial emetogênico ALTO		
Hexametilmelamina	Procarbazina	
Potencial emetogênico MODERADO		
Bozutinibe Ceritinibe Crizotinibe Ciclofosfamida	Imatinibe Temozolomida Vinorelbina	**Ondansetrona** 8 mg por via oral 8/8 horas ou **metoclopramida** 10 mg por via oral 6/6 horas
Potencial emetogênico BAIXO		
Afatinibe Axitinibe Capecitabina Dabrafenibe Dasatinibe Everolimo Etoposido Fludarabina Ibrutinibe Idelalisibe Lapatinibe	Lenalidomida Olaparibe Nilotinibe Pazopanibe Ponatinibe Regorafenibe Sunitinibe Tegafur uracil Talidomida Vandetanibe Vorinostat	Podem ser usados os mesmos antieméticos descritos para potencial moderado; pode-se administrar o esquema antiemético apenas "se náuseas/vômitos"
Potencial emetogênico MÍNIMO		
Clorambucil Erlotinibe Gefitinibe Hidroxiureia Melfalano Metotrexato Mustarda nitrogenada	Pomalidomida Ruxolitinibe Sorafenibe 6-tioguanina Vemurafenibe Vismodegib	Não está indicada profilaxia antiemética

Náuseas/vômitos associados a distúrbios metabólicos

Recomendação: haloperidol 1-2,5 mg via oral ou por hipodermóclise, uma a duas vezes ao dia, preferencialmente à noite. Como segunda linha, recomendamos **levomepromazina** (10 mg/ml) – 6 gotas por via oral uma a duas vezes ao dia (iniciar somente à noite) [25].

Nota: em pacientes com insuficiência renal ou hepática avançadas, recomendamos iniciar com 50% da dose de haloperidol. O uso de **metoclopramida** deve ser cauteloso nessa população devido ao alto risco de efeitos extrapiramidais, devendo-se respeitar a dose máxima de 30 mg/24 horas [25].

Náuseas/vômitos induzidos por opioides

Recomendação: podem ser utilizados quaisquer esquemas antieméticos, incluindo-se haloperidol, antagonistas do receptor 5HT3, metoclopramida e dexametasona.

Náuseas/vômitos associados a hipertensão intracraniana

Recomendação: dexametasona 4-16 mg por via endovenosa ou por hipodermóclise a cada 24 horas.

Dica: a **dexametasona** pode interferir no padrão de sono do paciente, devendo ser administrada preferencialmente no período da manhã. Caso seja desejável dividir a dose em duas (doses acima de 10 mg/dia, por exemplo), pode-se administrar a primeira dose pela manhã e a segunda até as 14 horas.

Náuseas/vômitos associados a obstrução intestinal

Recomendação: recomendamos **octreotida** 300-1000 mg/24 horas por via subcutânea, em associação com outros esquemas antieméticos como **haloperidol** [17, 26]. Pode-se utilizar **butilbrometo de escopolamina** 40-100 mg/24 h por via hipodermóclise se houver cólicas associadas, particularmente se a resposta a **octreotida** + antieméticos não for adequada. O uso de **dexametasona** 8 mg ao dia por via endovenosa ou por hipodermóclise também pode ser considerado. Considerar **sondagem nasogástrica aberta** para casos refratários, associada à redução do volume de hidratação.

Nota 1: recomenda-se seguir protocolo específico para manejo da obstrução intestinal em cuidados paliativos.

Nota 2: o uso de **metoclopramida** deve ser feito com cautela, restringindo-se a obstruções intestinais parciais. Não deve ser utilizada em obstruções completas do trato gastrintestinal.

Náuseas/vômitos por estase gástrica/gastroparesia

Recomendação: metoclopramida 10-20 mg a cada 6 horas por via oral, endovenosa ou por hipodermóclise. Caso não se obtenha resposta satisfatória, recomendamos a associação de **domperidona** 10-20 mg por via oral a cada 8 horas. A **eritromicina** pode ser administrada nos casos refratários à associação **metoclopramida + domperidona,** na dose de 250 mg por via oral 8/8 horas. Outra opção para pacientes refratários à associação inicial é **ondansetrona** 4-8 mg por via oral 8/8 horas ou **difenidramina** 12,5 mg por via oral a cada 6-8 horas [27, 28].

Nota: todas as medicações descritas devem ser administradas preferencialmente antes das refeições.

Náuseas/vômitos por irritação gástrica

Recomendação: inibidores da bomba de prótons (**omeprazol** 20-40 mg ao dia, **pantoprazol** 20-40 mg ao dia ou **esomeprazol** 20-40 mg ao dia), por via oral ou endovenosa. Pode-se associar antagonista do receptor 5HT3, como **ondansetrona** 8 mg por via oral ou por via endovenosa a cada 8-12 horas.

Náuseas/vômitos por obstrução extrínseca do piloro (tumores intra-abdominais ou metástases hepáticas)

Recomendação: inibidores da bomba de protons (**omeprazol** 20-40 mg ao dia, **pantoprazol** 20-40 mg ao dia ou **esomeprazol** 20-40 mg ao dia), por via oral ou endovenosa, associados a corticosteroides (**dexametasona** 4-8 mg ao dia) e **metoclopramida** 10-20 mg a cada 6 horas.

Dica: em casos específicos, considerar a possibilidade de colocação de *stent* endoscópico.

Náuseas/vômitos por fatores psicológicos

Recomendação: considerar o uso de antidepressivos e/ou ansiolíticos e apoio psicológico. Caso seja pertinente, considerar avaliação psiquiátrica.

Náuseas/vômitos sem fatores etiológicos óbvios identificáveis

Recomendação: considerar o uso de **metoclopramida,** podendo-se iniciar com 10 mg por via oral a cada 6 horas e titular a dose de acordo com o efeito observado [17, 26].

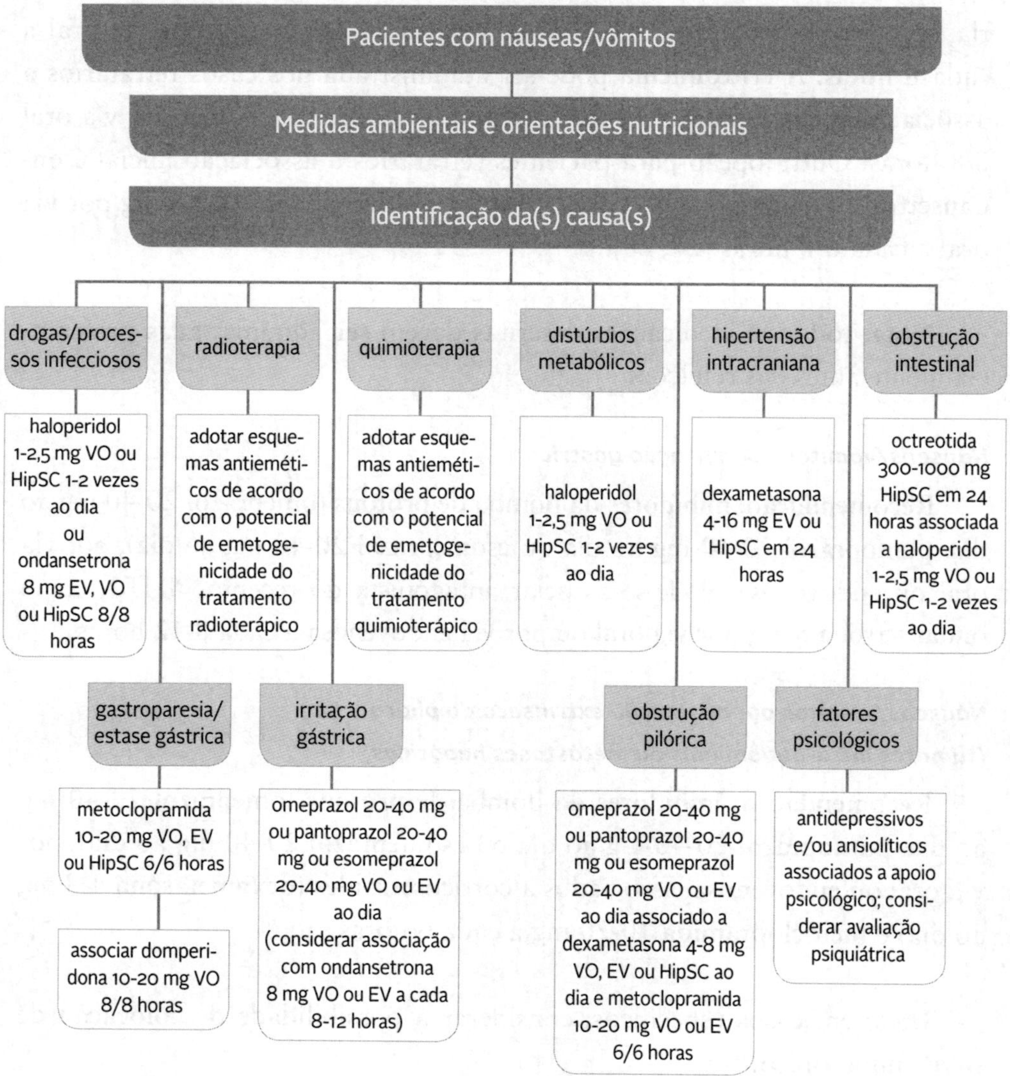

REAVALIAÇÃO

Recomendação: realizar monitoramento dos resultados dentro de 24 horas (se ESAS inicial < 4) ou em 2 a 6 horas (se ESAS inicial ⩾ 4), aplicando novamente o ESAS para a graduação dos sintomas. Em caso de ausência de melhora, considerar: 1) aumentar dose do antiemético utilizado ou utilizar outro antiemético (segunda linha); 2) avaliar a possibilidade de outra causa para os sintomas; 3) se a via oral está sendo utilizada para o esquema antiemético, considerar a possibilidade de má absorção dos medicamentos (uti-

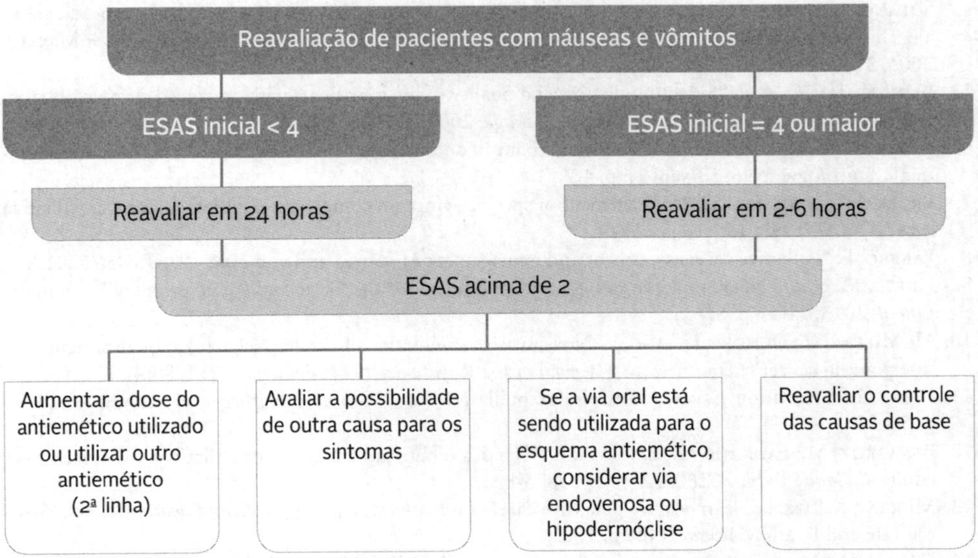

lizar via subcutânea, hipodermóclise ou via endovenosa); 4) reavaliar o controle das causas de base (distúrbios eletrolíticos, uso de opioides etc.). Após o controle adequado dos sintomas, avaliar a necessidade de manutenção das medidas instituídas, caso a etiologia de base não possa ser eliminada. Avaliar também a necessidade de medidas antieméticas profiláticas, caso a etiologia de base seja recorrente.

Nota: atenção especial deve ser dada aos possíveis efeitos colaterais dos tratamentos instituídos. A **levomepromazina** pode causar sedação, boca seca, retenção urinária e embaçamento visual. A **metoclopramida** e o **haloperidol** podem causar insônia e acatisia. A **ondansetrona** e a **octreotida** podem induzir constipação intestinal. A **dexametasona** pode provocar irritação gástrica, insônia, hipertensão e hiperglicemia.

REFERÊNCIAS

1. Rhodes, V.; McDaniel, R. "Nausea, vomiting and retching: complex problems in palliative care". *CA Cancer J Clin*, 2001. **51**(4): p. 232-48.
2. Tsai, J. *et al.* "Symptom patterns of advanced cancer patients in a palliative care unit". *Palliat Med*, 2006. 20(6): p. 617-22.
3. Gómez-Batiste, X. *et al.* "Effectiveness of palliative care services in symptom control of patients with advanced terminal cancer: a Spanish, multicenter, prospective, quasi-experimental, pre-post study". *J Pain Symptom Manage*, 2010. **40**(5): p. 652-60.

4. Solano, J.; Gomes, B.; Higginson, I. "A comparison of symptom prevalence in far advanced cancer, aids, heart disease, chronic obstructive pulmonary disease and renal disease". *J Pain Symptom Manage*, 2006. **31**(1): p. 58.
5. Blinderman, C. *et al.* "Symptom distress and quality of life in patients with advanced chronic obstructive pulmonary disease". *J Pain Symptom Manage*, 2009. **38**(1): p. 115-23.
6. Morrow, G.; Rosenthal, S. "Models, mechanism and management of anticipatory nausea and vomiting". *Oncology*, 1996. **53**(supl 1): p. 4-7.
7. Bruera, E.; Neumann, C. "Management of specific symptom complexes in patients receiving palliative care". *CMAJ*, 1998. **158**(13): p. 1717.
8. Fabbro, E. "Palliative care: assessment and management of nausea and vomiting". *UpToDate*, 2017.
9. Gupta, M. *et al.* "Nausea and vomiting in advanced cancer: the Cleveland Clinic protocol". *J Support Oncol*, 2013. **11**(1): p. 8.
10. McMillan, C.; Dundee, J.; Yang, J. "Non-invasive stimulation of the P6 (Neiguan) antiemetic acupuncture point in cancer chemotherapy". *Journal of the Royal Society of Medicine*, 1991. **84**(4): p. 210-12.
11. Cline, D. "Nutrition issues and tools for palliative care". *Home Healthcare Nurse*, 2006. **24**(1): p. 54-57.
12. Benarroz, M.; Faillace, G.; Barbosa, L. "Bioética e nutrição em cuidados paliativos oncológicos em adultos". *Saúde Pública*, 2009. **25**(9): p. 1875-82.
13. Murray, K. "Essentials in hospice palliative care". In: Murray, K. (org.). *Life and death matters*. Victoria: Life and Death Matters. 2009: p. 172.
14. Harris, D. "Nausea and vomiting in advanced cancer". *British Medical Bulletin*, 2010. 96: p. 175-85.
15. Pinho, N. *Consenso nacional de nutrição oncológica – Instituto Nacional do Câncer José de Alencar Gomes da Silva*. Rio de Janeiro: Inca: 2015.
16. Raghavendra, R. *et al.* "Effects of an integrated yoga programme on chemotherapy induced nausea and emesis in breast cancer patients". *Eur J Cancer Care*, 2007. **16**(6): p. 462-74.
17. Aapro, M. *et al.* "Mascc/Esmo antiemetic guideline 2016". Disponível em: <https://www.mascc.org/assets/Guidelines-Tools/mascc_antiemetic_guidelines_english_v.1.2.1.pdf>. Acesso em: 5 nov. 2018.
18. Shen, J. *et al.* "Electroacupuncture for control of myeloablative chemotherapy-induced emesis: a randomized controlled trial". *JAMA*, 2000. **284**(21): p. 2755.
19. Garcia, M. *et al.* "Systematic review of acupuncture in cancer care: a synthesis of the evidence". *J Clin Oncol*, 2013. **31**(7): p. 952-60.
20. Salvo, N. *et al.* "Prophylaxis of radiation-induced nausea and vomiting using 5-hydroxytryptamine-3 serotonin receptor antagonists: a systematic review of randomized trials". *Int J Radiat Oncol Biol Phys*, 2012. **82**(1): p. 408.
21. Feyer, P. "The importance of simple, easy-to-follow antiemetic guidelines". *Acta Oncol*, 2004. **43**(supl 15): p. 5-8.
22. Basch, E. *et al.* "Antiemetics: American Society of Clinical Oncology clinical practice guideline update". *J Clin Oncol*, 2011. **29**(31): p. 4189.
23. Navari, R.; Nagy, C.; Gray, S. "The use of olanzapine versus metoclopramide for the treatment of breakthrough chemotherapy-induced nausea and vomiting in patients receiving highly emetogenic chemotherapy". *Support Care Cancer*, 2013. **21**(6): p. 1655-63.
24. Chiu, L. *et al.* "Efficacy of olanzapine for the prophylaxis and rescue of chemotherapy-induced nausea and vomiting (CINV): a systematic review and meta-analysis". *Support Care Cancer*, 2016. **24**(5): p. 2381-92.
25. Douglas, C. *et al.* "Symptom management for the adult patient dying with advanced chronic kidney disease: a review of the literature and development of evidence-based guidelines by a United Kingdom Expert Consensus Group". *Palliat Med*, 2009. **23**(2): p. 103.
26. Roila, F.; Molassiotis, A.; Herrstedt, J. "Mascc and Esmo guideline update for the prevention of chemotherapy and radiotherapy-induced nausea and vomiting and of nausea and vomiting in advanced cancer patients". *Ann Oncol*, 2016. **27**: p. 119.
27. Camilleri, M. "Diabetic gastroparesis". *N Engl J Med*, 2007. 356: p. 820.
28. Camilleri, M. "Treatment of gastroparesis". *UpToDate*, 2015.

5
Soluços

Os soluços são definidos como espasmos repetitivos do diafragma, seguidos pelo fechamento abrupto da glote, que ocorrem com frequência de 4 a 60 vezes por minuto [1]. São considerados *persistentes* quando o episódio se mantém por mais de 48 horas e *intratáveis* quando a duração é superior a 30 dias [2, 3]. Soluços intratáveis são um quadro raro na população em geral, mas podem ocorrer em 3,9 a 4,5% dos pacientes com câncer avançado, no cenário de cuidados paliativos [4]. Soluços intensos e prolongados podem levar a exaustão, fadiga, desnutrição, perda de peso, desidratação e até mesmo ao óbito nos casos mais extremos [2, 5].

PRINCIPAIS CAUSAS DE SOLUÇOS PERSISTENTES EM CUIDADOS PALIATIVOS

A fisiopatologia dos soluços envolve um arco reflexo bem conhecido, que abrange três componentes: vias aferentes (nervos frênico, vago e cadeia simpática), sistema nervoso central e vias eferentes (fibras motoras dos nervos frênicos e da musculatura intercostal) [3, 6, 7]. Lesões que acometem qualquer porção do arco reflexo podem provocar soluços persistentes (Quadro 1).

Quadro 1 – Principais causas de soluços persistentes em cuidados paliativos [8-10]

Acidente vascular cerebral
Lesões mecânicas do sistema nervoso central (tumores, traumatismos e doenças inflamatórias)
Irritação ou compressão das vias nervosas periféricas (frênico e vago), como adenomegalias mediastinais, tumores esofágicos, faringites, laringites
Irritação diafragmática (refluxo gastroesofágico, infecção por *Helicobacter pylori*, distensão gástrica, pancreatite, câncer pancreático, úlcera péptica, colecistite aguda)
Gastroparesia pós-operatória (em especial cirurgia de Whipple e colectomias)
Pacientes em quimioterapia (em especial homens em uso de cisplatina, carboplatina ou etoposido)
Drogas (agonistas de dopamina, aripiprazol, benzodiazepínicos, corticosteroides)
Procedimentos invasivos (marca-passos, cateteres de ablação para fibrilação atrial, cateteres venosos centrais)
Distúrbios eletrolíticos (hiponatremia, hipocalemia e hipocalcemia)
Cardiopatias (infarto agudo do miocárdio, pericardite)
Psicogênicas (ansiedade, estresse)

AVALIAÇÃO INICIAL DO PACIENTE COM SOLUÇOS

Avaliação clínica diagnóstica

Recomendação: caracterização do quadro, incluindo tempo de duração, relação com a ingestão de alimentos, queixas gástricas, doenças associadas, histórico de cirurgias abdominais, dor abdominal, constipação intestinal, uso de medicações/quimioterapia, interferência nas atividades diárias, presença de massas abdominais ou disfunções neurológicas centrais ao exame físico.

Exames complementares

Recomendação: a depender da suspeita etiológica, podem ser úteis tomografias computadorizadas (tórax, abdome e/ou crânio), hemograma, perfil bioquímico e endoscopia. A solicitação dos exames deve levar em conta seus riscos e potenciais benefícios. Em pacientes em fase final de vida, pode ser aceitável iniciar tratamento empírico para controle dos soluços.

TRATAMENTO

Orientações gerais

Sempre avaliar a possibilidade de resolução da etiologia (ressecção ou radioterapia para neoplasias mediastinais/esofágicas/cerebrais, suspensão de remédios causadores de soluços, tratamento de refluxo gastroesofágico ou *H. pylori* etc.). Cabe ressaltar, no entanto, que a reversibilidade da causa do sintoma é infrequente.

Dica: no caso de pacientes oncológicos que estejam utilizando **dexametasona,** a troca por um corticosteroide alternativo (como **metilprednisolona**) pode aliviar os soluços [11, 12].

Medidas não farmacológicas

Recomendação: considerar **medidas populares,** descritas no Quadro 2. Pode-se considerar, individualmente, a indicação de **acupuntura.**

Quadro 2 – Medidas não farmacológicas populares para interrupção de soluços [4, 13-20]

Interrupção do ciclo respiratório (segurar a respiração por alguns segundos/deglutição de água/manobra de Valsava/espirro)
Respiração repetida dentro de um saco
Ingestão de pão ou gelo picado
Esfregar suavemente os olhos ou aplicar pressão sobre os globos oculares
Alívio da distensão do estômago por meio da eructação
Manobras de estimulação do nervo vago (compressão do peito por elevação dos joelhos ou inclinação do tronco para baixo)
Susto
Dieta fracionada e líquidos frios
Esfregar o palato duro com uma gaze
Ingerir mistura de 1 colher de xilocaína gel + 1 colher de açúcar em um pouco de suco de limão ou laranja

Nota: embora não existam estudos científicos que avaliem a eficácia das medidas populares, tais procedimentos são amplamente utilizados na prática, com percepções positivas de pacientes e equipes de cuidados paliativos – além de não trazerem risco aos pacientes. Uma revisão sistemática recente sobre a eficácia da acupuntura no controle de soluços persistentes considerou que, embora os dados disponíveis sugiram bons resultados, não existem estudos de boa qualidade que permitam a indicação rotineira do procedimento nessa situação. No entanto, recomendamos que a indicação individualizada seja considerada, visto que se trata de procedimento seguro e com possibilidade de benefício [21-23].

Medidas farmacológicas

Recomendação: clorpromazina 25-50 mg por via oral a cada 6-8 horas (1 gota da solução oral = 1 mg) por até 3 a 7 dias, ou 25-50 mg por via endovenosa. Para pacientes refratários à clorpromazina, considerar **gabapentina** 300-1200 mg por via oral ao dia. No caso de pacientes com distensão gástrica associada (ou refluxo gastroesofágico), considerar **metoclopramida** 30--120 mg por via oral ao dia por 7 a 10 dias, ou **domperidona** 10 mg por via oral a cada 6 horas [24-26]. Para pacientes refratários às medidas de primeira linha, considerar **baclofeno** 10 mg por via oral a cada 8 horas.

Nota: o uso de **clorpromazina** para controle de soluços, apesar de muito difundido, é pouco estudado, não existindo estudos clínicos confiáveis disponíveis [27, 28]. A administração de **clorpromazina** por via endovenosa deve ser feita com diluição em 500 ml de SF 0,9%, em infusão de no mínimo 60 minutos devido ao potencial irritativo local, e com o paciente deitado em posição supina. É preciso monitorar a pressão arterial durante a infusão, em virtude do risco de hipotensão. A administração de gabapentina proporciona alívio dos soluços em 66,7-88,4% dos casos, mas pode causar sonolência [4, 29]. O uso do baclofeno foi avaliado em pequeno estudo aleatório realizado com pacientes refratários a terapias prévias com **clorpromazina**, metoclopramida e/ou diazepam. Embora o estudo tenha sido realizado com número restrito de pacientes, observou-se melhora significativa na frequência e na intensidade dos soluços [30-32].

Dica: a **clorpromazina** não costuma ser muito bem tolerada, pois causa sonolência, hipotensão e tonturas, sobretudo em pacientes idosos e debilitados. Nessa população sugerimos iniciar com metade da dose preconizada. A clorpromazina não deve ser administrada em pacientes idosos com demência. O uso do baclofeno deve ser feito com cautela em pacientes idosos e/ou nefropatas, nos quais seus efeitos colaterais (sonolência, tonturas, insônia e confusão mental) podem exacerbar-se.

Medidas invasivas

Recomendação: para pacientes refratários às medidas farmacológicas, considerar bloqueio ou secção do nervo frênico guiado por ultrassonografia, marca-passo diafragmático transesofágico ou estimuladores do nervo frênico [8, 33-36].

REFERÊNCIAS

1. Krakauer, E.; Zhu, A; Bounds, B. "Case records of the Massachusetts General Hospital. Weekly clinicopathological exercises. A 58-year-old man with esophageal cancer and nausea, vomiting, and intractable hiccups". *New England Journal of Medicine*, 2005. **352**: p. 817-25.
2. Hansen, B.; Rosenberg, J. "Persistent postoperative hiccups: a review". *Acta Anaesthesiol Scand*, 1993. **37**: p. 643-46.
3. Becker, D. "Nausea, vomiting and hiccups: a review of mechanisms and treatment". *Anesth Prog*, 2010. **57**: p. 150-56.
4. Porzio, G. *et al*. "Gabapentin in the treatment of hiccups in patients with advanced cancer: a five-year experience". *Clin Neuropharmacol*, 2010. **33**: p. 179-80.
5. Howard, R. "Persistent hiccups". *BMJ*, 1992. **305**: p. 1237-38.
6. Takahashi T. *et al*. Successful treatment of intractable hiccups with serotonin (5-HT)1A receptor agonist. *J Neurol*, 2004. 251: p. 486-87.
7. Hongliang, X. *et al*. "Acupuncture and cupping for treatment of hiccup in cases of cerebrovascular accident". *J Tradit Chin Med*, 2006. **26**: p. 175-76.
8. Lewis, J. "Hiccups: causes and cures". *Journal of Clinical Gastroenterology*, 1985. 7(6): p. 539-52.
9. Calsina-Berna, A. *et al*. "Treatment of chronic hiccups in cancer patients: a systematic review". *Journal of Palliative Medicine*, 2012. **15**(10): p. 1142-50.
10. Chang, F.-Y.; Lu, C.-L. "Hiccup: mistery, nature and treatment". *J Neurogastroenterol Motil*, 2012. **18**(2): p. 123-30.
11. Kang, J. *et al*. "Corticosteroid rotation to alleviate dexamethasone-induced hiccup: a case series at a single institution". *J Pain Symptom Manage*, 2012. **43**(3): p. 625-30.
12. Lee, G. *et al*. "Treatment of dexamethasone-induced hiccup in chemotherapy patients by methylprednisolone rotation". *Oncologist*, 2013. **18**(11): p. 1229-34.
13. Nabal Vicuña, M.; Guanter, L. "Therapeutic approach of difficult symptoms in palliative care". *Med Pal*, 2002. **9**: p. 96-101.
14. Smith, H.; Busracamwongs, A. "Management of hiccups in the palliative care population". *Am J Hosp Palliat Care*, 2003. **20**: p. 149-54.

15. Nagayama, T. *et al.* "Intractable hiccups as a presenting symptom of cerebellar hemangioblastoma: case report". *J Neurosurg*, 2004. **100**: p. 1107-10.
16. Todisco, D. *et al.* "Chin stimulation: a trigger point for provoking acute hiccups". *Respiration*, 2004. **71**: p. 104.
17. Perdue, C.; Lloyd, E. "Managing persistent hiccups in advanced cancer 2: treatment". *Nurs Times*, 2008. **104**: p. 20-21.
18. Tegeler, M.; Baumrucker, S. "Gabapentine for intractable hiccups in palliative care". *Am J Hosp Palliat Care*, 2008. **25**: p. 52-54.
19. Turkyilmaz, A.; Eroglu, A. "Use of baclofen in the treatment of esophageal stent-related hiccups". *Ann Thorac Surg*, 2008. **85**: p. 328-30.
20. Marinella, M. "Diagnosis and management of hiccups in the patient with advanced cancer". *J Support Oncol*, 2009. **7**: p. 122-27.
21. Schiff, E. *et al.* "Acupuncture therapy for persistent hiccups". *Am J Med Sci*, 2002. **323**: p. 166-68.
22. Ge, A. *et al.* "Acupuncture treatment for persistent hiccups in patients with cancer". *J Altern Complement Med*, 2010. **16**(7): p. 811.
23. Moretto, E. *et al.* "Interventions for treating persistent and intractable hiccups in adults (review)". *Cochrane Database Syst Rev*, 2013. **1**: p. CD008768.
24. Madanagopolan N. "Metoclopramide in hiccup". *Curr Med Res Opin*, 1975. **3**(6): p. 371.
25. Hiyama, T. *et al.* "Effectiveness of prokinetic agents against diseases external to the gastrintestinal tract". *J Gastroenterol Hepatol*, 2009. **24**: p. 537-46.
26. Wang, T.; Wang, D. "Metoclopramide for patients with intractable hiccups: a multicentre, randomised, controlled pilot study". *Intern Med J*, 2104. **44**(12a): p. 1205.
27. Friedgood, C.; Ripstein, C. "Chorpromazine (thorazine) in the treatment of intractable hiccups". *J Am Med Assoc*, 1955. 157(4): p. 309-10.
28. Martinez, R.; Villamil, C. "Hiccups: review of 24 cases". *Rev Med Chil*, 2007. **135**: p. 1132-38.
29. Takiguchi, Y. *et al.* "Hiccups as an adverse reaction to cancer chemotherapy". *J Natl Cancer Inst*, 2002. **94**: p. 772.
30. Ramirez, F.; Graham, D. "Treatment of intractable hiccup with baclofen: results of a double-blind randomized, controlled, cross-over study". *The American Journal of Gastroenterology*, 1992. **87**(12): p. 1789-91.
31. Guelaud, C. *et al.* "Baclofen therapy for chronic hiccup". *Eur Respir J*, 1995. **8**(2): p. 235.
32. Walker, P.; Watanabe, S.; Bruera, E. "Baclofen, a treatment for chronic hiccup". *J Pain Symptom Manage*, 1998. **16**: p. 125-32.
33. Dobelle, W. "Use of breathing pacemakers to suppress intractable hiccups of up to thirteen years duration". *ASAIO J*, 1999. **45**(6): p. 524.
34. Payne, B. *et al.* "Vagus nerve stimulation for chronic intractable hiccups. Case report". *J Neurosurg*, 2005. **102**(5): p. 935.
35. Longatti, P. *et al.* "Refractory central supratentorial hiccup partially relieved with vagus nerve stimulation". *J Neurol Neurosurg Psychiatry*, 2010. **81**(7): p. 821-22.
36. Schulz-Stübner, S.; Kehl, F. "Treatment of persistent hiccups with transcutaneous phrenic and vagal nerve stimulation". *Intensive Care Med*, 2011. **37**(6): p. 1048-49.

6
Constipação intestinal

A prevalência de constipação intestinal em pacientes em cuidados paliativos varia de 18 a 90%, dependendo da forma como o sintoma foi definido e acessado [1, 2]. A presença de constipação intestinal pode ter impacto significativo na qualidade de vida dos pacientes, causando desconforto físico e acarretando outras complicações, como inapetência, fissuras, dor, absorção inadequada de medicamentos e até mesmo perfurações intestinais [3, 4].

DEFINIÇÃO

Constipação intestinal pode ser definida como a presença de evacuações dificultosas ou dolorosas associadas a evacuações infrequentes e fezes endurecidas e/ou em pequena quantidade, frequentemente associadas à distensão abdominal, redução dos ruídos hidroaéreos, dor abdominal à palpação, presença de fezes endurecidas ou fecaloma ao toque retal e/ou exame radiológico compatível com o quadro, em pacientes cujo hábito intestinal anterior não apresentava tais alterações [5]. Em cuidados paliativos, é um sintoma fundamentalmente definido pelo paciente.

PRINCIPAIS CAUSAS DE CONSTIPAÇÃO INTESTINAL EM CUIDADOS PALIATIVOS

Pacientes em cuidados paliativos têm alto risco de desenvolver constipação intestinal devido à combinação de fatores orgânicos e funcionais. Em geral o sintoma decorre de mais de uma causa, sendo importante identificar todos os fatores envolvidos.

Quadro 1 – Principais causas de constipação intestinal em cuidados paliativos [6, 7]

Doenças de base em fase avançada (doença pulmonar obstrutiva crônica, cardiopatias, câncer)
Idade avançada
Atividade física reduzida ou ausente
Fatores dietéticos (desnutrição, redução de ingesta alimentar, dieta pobre em fibras)
Depressão
Disfunção cognitiva
Uso de medicamentos obstipantes (opioides, bloqueadores dos canais de cálcio, diuréticos, anticolinérgicos, ferro, antagonistas da serotonina, quimioterápicos, antagonistas 5HT3, anticonvulsivantes)
Disfunções neurológicas (compressão do canal medular, tumores cerebrais, disfunções autonômicas, acidente vascular cerebral)
Disfunções metabólicas (hipercalcemia, hipotireoidismo, desidratação, hipocalemia, uremia, diabetes)
Anormalidades estruturais (tumores pélvicos, fibrose actínica abdominal, patologias dolorosas anorretais – fissuras, hemorroidas)
Fatores psicológicos (perda de privacidade, ansiedade)

AVALIAÇÃO INICIAL DE PACIENTES COM CONSTIPAÇÃO INTESTINAL

A avaliação inicial inclui história clínica detalhada, exame físico e investigação de causas potencialmente reversíveis para os sintomas. No entanto, a abordagem inicial e a estratégia terapêutica são fortemente influenciadas pela situação clínica do paciente, pelo prognóstico e pelos objetivos do cuidado. Assim, para pacientes em fase final de vida, pode ser sensato não proceder investigação etiológica inicial, administrando-se medidas empíricas para o controle dos sintomas.

Avaliação clínica diagnóstica

Recomendação: os aspectos importantes a ser explorados são descritos no Quadro 2, que incluem investigação diagnóstica etiológica e possíveis complicações da constipação.

Quadro 2 – Avaliação clínica inicial de pacientes em cuidados paliativos com constipação intestinal

Indagar quando ocorreu a última evacuação
Indagar sobre sintomas associados: urgência evacuatória, dor retal, sensação de empachamento, distensão abdominal, redução do calibre das fezes, dor abdominal, náuseas, vômitos, diarreia de escape, incontinência fecal, retenção urinária, confusão mental
Detalhar a consistência e o aspecto das fezes, bem como a presença de sangue
Toque retal (presença de massas retais, fecaloma, fissuras anais, hemorroidas, hipertrofia prostática, compressão retal extrínseca)

Exames complementares

Recomendação: não recomendamos exames de imagem rotineiramente para a avaliação de constipação intestinal, exceto quando há suspeita de obstrução intestinal (veja o Capítulo 7). A solicitação de exames laboratoriais (como função renal, eletrólitos, glicemia, hemograma, função tireoidiana etc.) pode ser útil para o diagnóstico etiológico, mas não é necessária em todos os casos. A solicitação de exames complementares deve ser precedida de avaliação dos riscos/benefícios de cada um deles, especialmente em pacientes com PPI > 6 (veja o Capítulo 1).

TRATAMENTO

Princípios fundamentais da terapêutica

Recomendação: os objetivos essenciais são o restabelecimento de hábito intestinal confortável para o paciente, alívio da dor e do desconforto relacionados com o sintoma e restauração de um nível satisfatório de independência em relação ao hábito intestinal, levando em consideração as preferências do paciente. Também se visa prevenir complicações gastrintestinais, como náuseas, vômitos, distensão abdominal e dor [8]. Idealmente se deve atuar sobre a causa de base sempre que possível, como suspendendo medicações indutoras de constipação intestinal ou corrigindo distúrbios metabólicos e eletrolíticos.

Abordagem não farmacológica

Recomendações: estimular a ingestão de líquidos e fibras na dieta (veja o Quadro 3) e fracionar as refeições (cinco a seis refeições ao dia). Se necessário, inserir suplementos de fibras ou probióticos. Recomenda-se ainda encorajar a prática de atividades físicas/deambulação sempre que possível e proporcionar privacidade ao paciente para as evacuações, assegurando que o vaso sanitário/a "comadre" sejam adequados. Indicam-se ainda massagens abdominais para estimular o trânsito intestinal.

Quadro 3 – Orientações dietéticas para aumento da ingestão de fibras

Ingerir verduras e legumes, preferencialmente crus
Ingerir frutas com maior teor de fibras, como abacaxi, mamão e ameixa, preferencialmente com a casca e o bagaço
Ingerir cereais integrais, como aveia, farelo de trigo, granola, quinua e chia
Preferir alimentos integrais (arroz, massa, pães e biscoitos)

Dica: se o paciente for acamado, pode-se posicioná-lo em decúbito lateral esquerdo, com o quadril e os joelhos fletidos em 90°.

Práticas integrativas e complementares

Recomendação: aplicação de **acupuntura** sobre os pontos tradicionalmente usados para constipação intestinal [9].

Abordagem farmacológica

Pacientes com impactação fecal

Recomendação: supositórios (**bisacodil** 10 mg ou **glicerina** 4 gramas) ou enemas (**fosfato hipertônico** 130 ml ou **solução glicerinada 12%** 500 ml), todos por via retal.

Pacientes sem uso prévio de laxativos, sem impactação fecal

Recomendação: iniciar laxativos, exceto em caso de obstrução intestinal (veja o Capítulo 7). A associação de um **estimulante da peristalse** com um **emoliente fecal** em geral é efetiva e bem tolerada (por exemplo, **bisacodil + docusato de sódio**) (Quadro 4). Pode-se também iniciar com apenas uma classe de laxativo (por exemplo, **bisacodil**) e associar outra classe após 24-48 horas caso não se atinja o resultado esperado [10-12].

Quadro 4 – Laxativos preconizados para o manejo da constipação intestinal em cuidados paliativos

TIPO DE LAXATIVO	MEDICAMENTO	DOSE INICIAL PRECONIZADA	OBSERVAÇÕES
Formadores de bolo fecal	Psyllium husk	1 sachê (3,5 g) por via oral 2 vezes ao dia	Não recomendado para pacientes em uso de medicações obstipantes, com ingesta alimentar reduzida e/ou imobilidade
Osmóticos (aumentam a quantidade de água na luz intestinal e estimulam a peristalse)	Lactulona	15 ml por via oral a cada 12 horas (não há descrição de dose máxima)	Podem causar flatulência, náuseas e cólicas. Não utilizar em pacientes com obstrução intestinal ou galactosemia
	Hidróxido de magnésio	15-60 ml por via oral a cada 12 horas	Não utilizar em pacientes com insuficiência renal grave
Emolientes (amolecem as fezes sem estimular a peristalse)	Docusato de sódio	100 mg por via oral a cada 12 horas (dose máxima: 500 mg/dia)	Pode causar diarreia, náuseas e cólicas
Estimulantes da peristalse	Sene	15 mg por via oral a cada 12 horas (dose máxima: 30 mg a cada 8 horas)	Podem causar cólicas e diarreia. Não utilizar em pacientes gravemente desidratados, com doença inflamatória intestinal ou obstrução colônica
	Bisacodil	10-20 mg por via oral à noite (dose máxima: 20 mg a cada 8 horas)	
	Picossulfato de sódio	5-10 mg por via oral à noite (dose máxima: 30 mg/dia)	

Nota: não há evidências de superioridade de um tipo de laxativo sobre outro, tanto em termos de eficácia quanto de efeitos colaterais associados, o que torna a escolha do esquema laxativo empírica e baseada nas preferências do paciente [13].

Dica: a utilização de laxativos formadores de bolo fecal pode ser útil em pacientes bem hidratados e que sejam capazes de ingerir um volume considerável de líquido por via oral, além de auxiliar na regulação da consistência das fezes em pacientes com colostomias ou ileostomias distais. Caso contrário, pode piorar o quadro clínico [12].

Pacientes sem resposta adequada aos laxativos de primeira linha

Recomendação: modificar o esquema laxativo inicial, associando a ou trocando por outra classe de medicamentos. Outra opção é a utilização de **supositórios de glicerina** 4 gramas (início de ação em 15-30 minutos) ou de **bisacodil** 10 mg (início de ação em 20-45 minutos), ambos por via retal. Se não houver resposta adequada, pode-se utilizar **enema de fosfato de sódio** 130 ml por via retal (início de ação em 2-5 minutos) [12].

Pacientes com constipação induzida por opioides, sem resposta à primeira linha de laxativos

Recomendação: se estiver disponível, considerar **metilnaltrexona** por via subcutânea (8 mg para peso entre 38-61,9 quilos; 12 mg para peso entre 62--114 quilos). As aplicações podem ser feitas em dias alternados [14,15].

Dica: a maioria dos pacientes apresenta evacuações em até 4 horas após a aplicação. Assim, é recomendável prepará-lo para isso.

MEDIDAS PREVENTIVAS

Recomendação: educar pacientes e familiares e adotar medidas preventivas sempre que possível: garantir privacidade ao paciente para as evacuações; aumentar a ingesta de alimentos e líquidos; estimular mobilidade e atividades físicas; realizar massagens abdominais. Sugere-se ainda que paciente – e/ou seus familiares – seja estimulado a monitorar seu hábito intestinal. Pode-se também prescrever laxativos profilaticamente em pacientes de alto risco, em especial usuários de opioides (por exemplo, **sene** 15 mg por via oral à noite ou **docusato de sódio** 100 mg por via oral a cada 12 horas) [8].

REFERÊNCIAS

1. Clark, K.; Lam, L.; Currow, D. "Exploring the relationship between the frequency of documented bowel movements and prescribed laxatives in hospitalized palliative care patients". *Am J Hosp Palliat Care*, 2011. **28**(4): p. 258-63.
2. Clark, K.; Smith, J.; Currow, D. "The prevalence of bowel problems reported in a palliative care population". *J Pain Symptom Manage*, 2012. **43**(6): p. 993-1000.
3. Mancini, I.; Bruera, E. "Constipation in advanced cancer patients". *Support Care Cancer*, 1998. **6**: p. 356-64.
4. Bell, T. *et al.* "The prevalence, severity, and impact of opioid-induced bowel dysfunction: results of a US and European patient survey (probe 1)". *Pain Med*, 2009. **10**: p. 35-42.
5. "Consenso brasileiro de constipação induzida por opioides". *Revista Brasileira de Cuidados Paliativos*, 2009. **2**(3-supl 1): p. 1-35.
6. Larkin, P. *et al.* "The management of constipation in palliative care: clinical practice recommendations". *Palliat Med*, 2008. **22**: p. 796-807.
7. Erichsen, E. *et al.* Constipation in specialized palliative care: factors related to constipation when applying different definitions". *Support Care Cancer*, 2016. **24**: p. 691-98.
8. Larkin, P. *et al.* "The management of constipation in palliative care: clinical practice recommendations". *Palliat Med*, 2008. **22**: p. 796-807.
9. Zhang, T. *et al.* "Efficacy of acupuncture for chronic constipation: a systematic review". *Am J Chin Med*, 2013. **41**(4): p. 717-42.
10. Librach, S. *et al.* "Consensus recommendations for the management of constipation in patients with advanced, progressive illness". *J Pain Symptom Manage*, 2010. **40**: p. 761-73.
11. Tycholiz, J.; Watanabe, S. "Bowel care protocol for managing constipation in palliative care patients". Edmonton Zone Palliative Care Program. Alberta: Alberta Health Services & Covenant Health, 2011.
12. Twycross, R.; Wilcock, A.; Howard, P. *Palliative care formulary*. Nottingham: Palliativedrugs.com, 2015.
13. Candy, B. *et al.* "Laxatives for the management of constipation in people receiving palliative care". *Cochrane Database Syst Rev*, 2015.
14. Siemens, W.; Becker, G. "Methylnaltrexone for opioid-induced constipation: review and meta-analyses for objective plus subjective efficacy and safety outcomes". *Ther Clin Risk Manag*, 2016. **12**: p. 401-12.
15. Mori, M. *et al.* "Phase II trial of subcutaneous methylnaltrexone in the treatment of severe opioid-induced constipation (OIC) in cancer patients: an exploratory study". *Int J Clin Oncol*, 2017. **22**(2): p. 397-404.

7
Obstrução intestinal maligna

A obstrução intestinal maligna (OIM) abrange as dificuldades do trânsito gastrintestinal cuja origem esteja associada a fatores mecânicos neoplásicos. Pode ser parcial ou completa, e não inclui, em sua definição, os transtornos funcionais do trato gastrintestinal.

Estima-se que cerca de 2% dos pacientes com neoplasias malignas avançadas apresentem OIM em algum momento de sua evolução clínica, representando tanto recidiva quanto progressão da neoplasia [1, 2]. Seu impacto na qualidade de vida de pacientes e seus familiares, em qualquer uma dessas situações, é significativo [3].

PRINCIPAIS CAUSAS DE OBSTRUÇÃO INTESTINAL MALIGNA EM CUIDADOS PALIATIVOS

A OIM é geralmente secundária à carcinomatose peritoneal difusa, causando obstrução direta do trato gastrintestinal ou aderências que impedem seu funcionamento normal. Pode também resultar de obstrução pelo tumor primário não ressecado ou por causas não relacionadas diretamente à neoplasia (hérnia, aderências pós-operatórias ou volvo intestinal). O sítio mais comum de obstrução é o intestino delgado (61%), mas a ocorrência de obstruções colônicas não é infrequente (33%), assim como obstruções simultâneas em ambos os sítios (20%) [4]. O diagnóstico de carcinomatose peritoneal já é previamente conhecido na maioria dos casos.

Quadro 1 – Principais neoplasias relacionadas à ocorrência de OIM em cuidados paliativos [5-8]

Ovário	20-50%
Cólon/reto	10-40%
Estômago	6-19%
Pâncreas	6-13%
Bexiga	3-10%
Endométrio	3-11%
Outros (melanoma, mama)	raros

Nota: além dos fatores obstrutivos mecânicos, é comum que distúrbios da motilidade intestinal contribuam para a piora do quadro. Isso ocorre porque a presença de múltiplos níveis de obstrução aguda estimula a secreção de serotonina, levando à liberação de substância P, óxido nítrico, acetilcolina, somatostatina e peptídeos intestinais vasoativos, que têm efeito inibitório sobre a motilidade intestinal e podem aumentar o edema da mucosa local [2]. Esse mecanismo provoca retenção das secreções e aumenta a pressão intraluminal, complicando ainda mais o quadro obstrutivo. Outros fatores que frequentemente complicam a OIM são o uso de opioides, a imobilidade, a baixa ingesta alimentar e as disfunções intestinais neurológicas, o que leva a um sintoma multifatorial de manejo complexo.

AVALIAÇÃO INICIAL DE PACIENTES COM SUSPEITA DE OIM

Avaliação clínica diagnóstica

Recomendação: os sintomas clássicos são náuseas (100%), vômitos (87--100%), cólicas abdominais (72-80%), distensão abdominal dolorosa (56--90%) e cessação da eliminação de fezes e flatos nas últimas 72 horas (85--93%) [2]. O exame físico abdominal costuma revelar distensão difusa, podendo ou não ser identificadas massas tumorais palpáveis. Timpanismo difuso à percussão é tipicamente notado. A presença de ruídos hidroaéreos metálicos pode ser percebida à ausculta, mas a ausência de ruídos é o achado clínico mais frequente. O toque retal é importante para avaliar a impactação fecal como causa obstrutiva.

Nota: as obstruções duodenais em geral provocam vômitos volumosos e dor abdominal leve a moderada, enquanto as obstruções de jejuno e íleo quase sempre cursam com vômitos menos pronunciados e dor mais localizada no andar superior do abdome. As obstruções de cólon geralmente se iniciam com distensão difusa do abdome e dor periumbilical, evoluindo com constipação intestinal (às vezes com diarreia paradoxal e incontinência fecal) e vômitos fecaloides [9].

Exames complementares

Recomendação: a radiografia simples do abdome em geral é suficiente para diagnosticar o nível da obstrução, revelando distensão das alças acima do ponto crítico. A radiografia com enema opaco pode auxiliar no diagnóstico de obstruções distais. A tomografia computadorizada é útil na definição da localização exata e da extensão da obstrução, sendo particularmente indicada para pacientes com possibilidade de cirurgia (expectativa de vida superior a alguns meses), pois é capaz de identificar o ponto de obstrução em mais de 90% dos casos [10, 11]. A ressonância nuclear magnética é superior à tomografia na distinção entre obstrução intestinal maligna e benigna em pacientes com diagnóstico oncológico, e pode ser utilizada se estiver disponível [12].

Nota: exames laboratoriais como hemograma, função renal e eletrólitos não são necessários para o diagnóstico, mas podem ser úteis para avaliar o estado geral do paciente e definir a estratégia terapêutica.

Estabelecimento dos objetivos do cuidado

Recomendação: os objetivos do cuidado devem ser muito bem estabelecidos antes de qualquer decisão terapêutica, sobretudo em pacientes em fase terminal da neoplasia. Tais objetivos variam de acordo com o paciente e também no que diz respeito à expectativa funcional. Entre os principais objetivos esperados pelos pacientes estão ser curado, ficar confortável, permanecer em casa, viver mais tempo, atingir um objetivo de vida específico, preparar-se para uma morte digna e manter a autonomia, entre outros [13]. A estratégia terapêutica adotada deverá levar em conta essas expectativas, auxiliando o paciente a pesar os riscos necessários para atingi-las.

TRATAMENTO

Princípios fundamentais da terapêutica

O manejo adequado dos sintomas relacionados com a OIM deve ser iniciado tão logo o diagnóstico seja feito, independentemente de estratégias terapêuticas específicas (veja, nos Capítulos 2 e 4, as recomendações para manejo da dor e de náuseas/vômitos). O controle de sintomas não afeta o prognóstico no caso de uma possível cirurgia no futuro. Os objetivos iniciais são dois: evitar fatores precipitantes e reduzir a pressão intraluminal intestinal [14].

Recomendação: identificar causas contributivas reversíveis, como distúrbios eletrolíticos (especialmente hipercalcemia e hipocalemia), e avaliar a possibilidade de retirada ou substituição de drogas obstipantes, como opioides e antiespasmódicos. Avaliar a disponibilidade de acesso endovenoso ou hipodermóclise para a administração de medicamentos.

Dica: muitas vezes a suspensão dos opioides não é possível em pacientes com neoplasias avançadas, devido à necessidade de controle adequado da dor. No entanto, em casos selecionados, é possível substituí-los por fentanil transdérmico, com redução da hipomotilidade gastrintestinal [15].

Intervenções invasivas

Embora o padrão-ouro para resolução de obstruções intestinais seja a abordagem cirúrgica (**derivação interna** ou **ressecção seguida de anastomose**), a opção por procedimentos invasivos deve levar em conta o prognóstico do paciente, suas expectativas e os riscos relacionados com o procedimento. A taxa de mortalidade pós-operatória pode chegar a 40%, com chances limitadas de resolução efetiva do quadro (26% a 68%). A alta possibilidade de novas obstruções (até 63%) dentro de um curto intervalo também deve ser considerada [16]. Assim, é fundamental definir as chances de sucesso de procedimentos cirúrgicos para cada paciente antes de indicar a intervenção. Os principais fatores de risco para resultados cirúrgicos não desejáveis estão descritos no Quadro 2.

Quadro 2 – Fatores de risco para insucesso da abordagem cirúrgica na OIM [17]

Presença de ascite
Carcinomatose peritoneal
Massas intra-abdominais palpáveis
Múltiplas obstruções intestinais
Radioterapia abdominal prévia
Desempenho funcional inadequado (caquexia)
Idade superior a 65 anos

Pacientes com sítio único de obstrução e sem fatores de risco para cirurgia

Recomendação: ressecção da lesão obstrutiva seguida de anastomose primária (preferível), **derivação intestinal com colocação de estoma** ou **derivação enteroenteral.**

Nota: a ressecção com anastomose primária proporciona as melhores taxas de sobrevida pós-operatória (7,2 meses), seguidas de derivação com estoma (3,4 meses) e derivação enteroenteral (2,7 meses) [18]. No entanto, foram descritas complicações em até 37% dos pacientes ressecados, podendo resultar em prejuízo significativo da qualidade de vida. Entre as complicações mais frequentes, destacam-se a formação de fístulas e aderências intra-abdominais.

Pacientes com fatores de risco e/ou sem condições clínicas para cirurgia

Recomendação: considerar colocação de **próteses luminais endoscópicas**, particularmente quando um ponto único de obstrução é identificado.

Nota: as situações mais favoráveis para **próteses luminais endoscópicas** são obstruções duodenais e colônicas, com baixos índices de complicação, embora a possibilidade de reobstrução chegue a 40% dos casos [19-22].

Medidas de suporte temporário

Enquanto o paciente aguarda a realização de tratamento definitivo cirúrgico ou endoscópico, algumas medidas podem ser úteis para controlar temporariamente os sintomas e melhorar as condições clínicas do paciente. Tais medidas podem ser adotadas por períodos limitados, visto que, em longo prazo, são potencialmente deletérias ao bem-estar do paciente.

Quadro 3 – Medidas de suporte temporário para pacientes que serão submetidos a procedimentos invasivos

Jejum	Considerar a cessação temporária da ingestão de alimentos e líquidos, visando ao alívio das náuseas e vômitos e à minimização da pressão intraluminal
Sonda nasogástrica aberta	Tem como objetivo o alívio imediato dos sintomas por meio da retirada do conteúdo líquido/gasoso acumulado no trato gastrintestinal. O uso em longo prazo pode causar erosão da cartilagem nasal, sangramentos, pneumonia aspirativa e esofagite. Considerar a retirada quando o volume de secreção drenada for < 1 litro/24 horas
Reposição hidroeletrolítica	O objetivo principal é a correção da desidratação e de distúrbios hidroeletrolíticos associados aos vômitos, auxiliando no controle das náuseas e melhorando o estado geral do paciente para os procedimentos invasivos
Nutrição parenteral	É recomendada especificamente para pacientes com programação cirúrgica que serão submetidos a quimioterapia subsequente, com uma expectativa de vida pós-operatória de pelo menos três meses

Gastrostomia de alívio

Recomendação: considerar a colocação de **gastrostomia de alívio** (por via endoscópica ou com o auxílio de radiologia intervencionista) para pacientes sem indicação/possibilidade de resolução cirúrgica da obstrução e que mantenham alta drenagem de secreções por sonda nasogástrica após 3 a 7 dias. Caso haja contraindicação para a realização do procedimento por via endoscópica (por exemplo, presença de ascite), pode-se considerar a gastrostomia cirúrgica [23, 24].

Nota: entre as complicações relacionadas com a gastrostomia de alívio estão vazamento de secreções pelo orifício, hemorragias, celulite, obstrução ou deslocamento da sonda e, mais raramente, pneumoperitôneo e peritonite [23].

Dica: a decisão pela colocação de **gastrostomia de alívio** deve ser precoce, visto que a realização do procedimento em fases mais tardias (caquexia severa, distúrbios eletrolíticos refratários etc.) é menos segura e promove menos benefícios.

Intervenções medicamentosas

O manejo farmacológico da OIM pode ser dividido em dois grupos distintos de pacientes: aqueles cujo objetivo é a manutenção da função intestinal (obstruções parciais e/ou com componente disfuncional significativo) e aqueles cuja função intestinal não é mais viável (obstruções completas irreversíveis). A escolha da melhor abordagem terapêutica depende, portanto, da avaliação realista e criteriosa das perspectivas do paciente.

Independentemente do grupo em que o paciente esteja inserido, o controle da dor é prioritário e em geral envolve a necessidade de **opioides** por via endovenosa ou hipodermóclise, devendo-se seguir os protocolos institucionais para controle da dor em cuidados paliativos. Embora os **opioides** possam contribuir para a hipomotilidade intestinal, seu uso não deve ser descartado devido ao grande benefício que promovem em termos de qualidade de vida e conforto. O uso de fentanil transdérmico é uma opção viável para casos selecionados [15].

Pacientes com possibilidade de manutenção da função intestinal (obstruções parciais e/ou com componente disfuncional significativo)

Recomendação: administração de **dexametasona** na dose de 6-16 mg ao dia, por via subcutânea ou endovenosa, dividindo-se a dose total em duas tomadas (cedo e no início da tarde), por cinco dias, reavaliando-se o benefício da manutenção da droga após esse período. Administração de drogas antissecretoras, como **octreotida** 300-600 mcg ao dia (primeira opção) ou **escopolamina** 60-240 mg ao dia, ambos por hipodermóclise em infusão contínua [25]. A administração de antieméticos como **metoclopramida** 30-120 mg ao dia por hipodermóclise deve ser associada a corticoides e antissecretores na presença de náuseas/vômitos [26]. Uma segunda opção para pacientes com náuseas/vômitos é **olanzapina** 10 mg por via oral (preferencialmente à noite).

Nota: embora o uso de **corticosteroides** seja considerado controverso por diversos autores, seus efeitos anti-inflamatórios, antieméticos e analgésicos parecem beneficiar até 60% dos pacientes. No entanto, caso não ocorra melhora após cinco dias, a medicação deve ser suspensa, minimizando-se os riscos de ulceração gastrintestinal e imunossupressão [27]. Caso esteja prevista intervenção cirúrgica, deve-se evitar o uso de **corticoides**, devido ao aumento do risco de complicações na anastomose e de infecções pós-operatórias [28]. O uso de **octreotida** proporciona alívio dos vômitos em até 70% dos pacientes com OIM, sendo aparentemente mais eficaz que a **escopolamina** [29-31]. A duração da utilização de **octreotida,** no entanto, não é bem definida, sugerindo-se que seja descontinuada caso nenhum benefício seja observado após seis dias [32]. O uso da **olanzapina** em pacientes com obstrução intestinal maligna parcial foi avaliado em estudo retrospectivo, observando-se redução significativa de náuseas e vômitos em cerca de 90% dos casos. No entanto, ainda não estão disponíveis dados de estudos prospectivos que corroborem esses resultados.

Dica: o uso de **metoclopramida** deve ser evitado nos casos de suspeita de obstrução completa e na presença de cólicas, pois seu efeito procinético pode piorar os sintomas.

Pacientes sem possibilidade de manutenção da função intestinal (obstruções completas irreversíveis)

Recomendação: podem ser utilizados **corticosteroides** e drogas antissecretoras (**octreotida** ou **escopolamina**), como preconizado para pacientes com possibilidade de manutenção da função intestinal. Considerar **haloperidol** 1,5-5 mg ao dia (primeira opção), **ondansetrona** 8 mg a cada 8 horas ou **levomepromazina** 6,25-25 mg ao dia por hipodermóclise para controle de náuseas e vômitos [26]. A **redução do volume de hidratação** pode ser benéfica para a redução das secreções gástricas. Considerar **gastrostomia percutânea endoscópica** para drenagem gástrica em casos em que seja necessária sonda nasogástrica aberta por tempo prolongado para controle dos vômitos [33-35].

REAVALIAÇÃO

Recomendação: realizar monitoramento dos resultados por meio da reavaliação clínica a cada seis horas até a estabilização do quadro. Após o controle dos sintomas, a reavaliação poderá ser feita a cada 24 horas. Os principais parâmetros de reavaliação serão os sintomas inicialmente apresentados pelo paciente, especialmente dor, náuseas e vômitos.

SEDAÇÃO PALIATIVA

A sedação paliativa pode ser necessária para o alívio de sintomas em pacientes refratários às medidas aqui descritas. Para informações detalhadas, consulte, no Capítulo 15, o protocolo de sedação paliativa.

FLUXOGRAMA PARA MANEJO DA OBSTRUÇÃO INTESTINAL MALIGNA

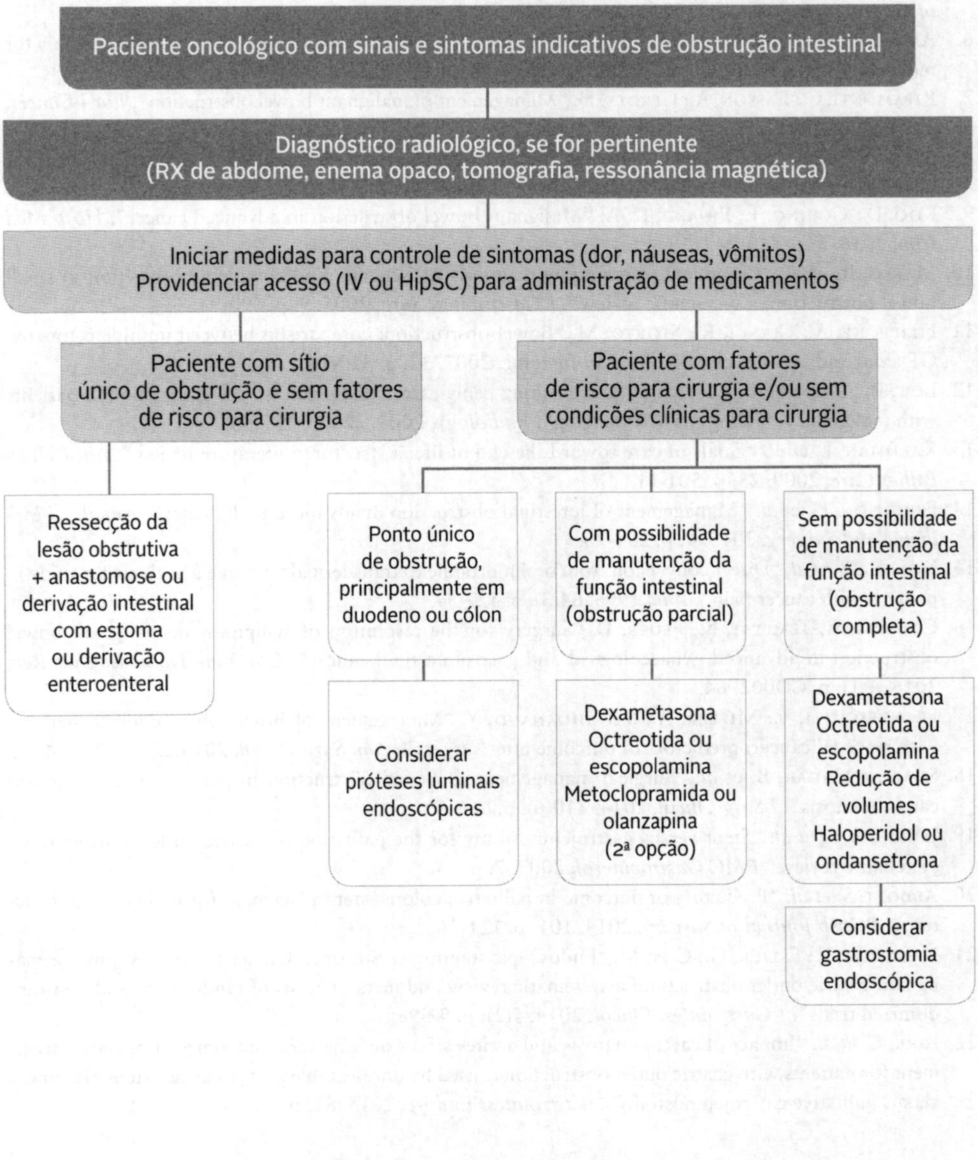

REFERÊNCIAS

1. Ripamonti, C. *et al.* "Management of bowel obstruction in advanced and terminal cancer patients". *Ann Oncol*, 1995. **4**: p. 15-21.
2. Tuca, A. *et al.* "Malignant bowel obstruction in advanced cancer patients: epidemiology, management and factors influencing spontaneous resolution". *Cancer Manag Res*, 2012. **4**: p. 159-69.
3. Dolan, E. "Malignant bowel obstruction: a review of current treatment strategies". *Am J Hosp Palliat Care*, 2011. **28**: p. 576-82.
4. Ripamonti, C. *et al.* "Clinical-practice recommendations for the management of bowel obstruction in patients with end-stage cancer". *Support Care Cancer*, 2001. **9**(223-233): p. 223.
5. Ripamonti, C.; Bruera, E. "Palliative management of malignant bowel obstruction". *Intern Journal of Gynecological Cancer*, 2002. **12**: p. 135-43.
6. Anthony, T. *et al.* "Report of the clinical protocol committee: development of randomized trials for malignant bowel obstruction". *J Pain Symptom Manage*, 2007. **34**: p. S49-S59.
7. Ripamonti, C.; Easson, A.; Gerdes, H. "Management of malignant bowel obstruction". *Eur J Cancer*, 2008. **44**: p. 1105-15.
8. Alese, O. *et al.* "Management patterns and predictors of mortality among US patients with cancer hospitalized for malignant bowel obstruction". *Cancer*, 2015. **121**: p. 1772-78.
9. Koo, D.; Goring, T.; Pinard, K.-A. "Malignant bowel obstruction in advanced cancer". *Hosp Med Clin*, 2016. **5**: p. 413-24.
10. Mallo, R. *et al.* "Computed tomography diagnosis of ischemia and complete obstruction in small bowel obstruction: a systematic review". *J Gastrointest Surg*, 2005. **9**: p. 690-94.
11. Filippone, A.; Cianci, R.; Storto, M. "Bowel obstruction: comparison between multidetector-row CT axial and coronal planes". *Abdom Imaging*, 2007. **32**: p. 310-16.
12. Low, R.; Chen, S.; Barone, R. "Distinguishing benign from malignant bowel obstruction in patients with malignancy: findings at MR imaging". *Radiology*, 2003. **228**: p. 157-65.
13. Kaldjian, L. *et al.* "Goals of care toward the end of life: a structured literature review". *Am J Hosp Palliat Care*, 2009. **25**: p. 501-11.
14. Ferguson, H. *et al.* "Management of intestinal obstruction in advanced malignancy". *Annals of Medicine and Surgery*, 2015. **4**: p. 264-70.
15. Donnet, B. *et al.* "Direct conversion from oral morphine to transdermal fentanyl: a multicenter study in patients with cancer pain". *Pain*, 1996. **64**(3): p. 527-34.
16. Cousins, S.; Tempest, E.; Feuer, D. "Surgery for the resolution of symptoms in malignant bowel obstruction in advanced gynaecological and gastrointestinal cancer". *Cochrane Database Syst Rev*, 2016. **4**(1): p. CD002764.
17. Francescutti, V.; Miller, A.; Satchidanand, Y. "Management of Bowel obstruction in patients with stage IV cancer: predictors of outcome after surgery". *Ann Surg Oncol*, 2013. **20**: p. 707-14.
18. Shariat-Madar, B. *et al.* "Surgical management of Bowel obstruction in patients with peritoneal carcinomatosis". *J Surg Oncol*, 2014. **110**(6): p. 666-69.
19. Jeurnink, S. *et al.* "Stent versus gastrojejunostomy for the palliation of gastric outlet obstruction: a systematic review." *BMC Gastroenterol*, 2007. **7**: p. 18.
20. Abbott, S. *et al.* "Predictors of outcome in palliative colonic stent placement for malignant obstruction". *British Journal of Surgery*, 2014. **101**: p. 121-26.
21. Nagaraja, V.; Eslick, G.; Cox, M. "Endoscopic stenting versus operative gastrojejunostomy for malignant gastric outlet obstruction: a systematic review and meta-analysis of randomized and non-randomized trials". *J Gastrointest Oncol*, 2014. **5**(2): p. 92-98.
22. Park, C. *et al.* "Impact of carcinomatosis and ascites status on long-term outcomes of palliative treatment for patients with gastric outlet obstruction caused by unresectable gastric cancer: stent placement versus palliative gastrojejunostomy". *Gastrointest Endosc*, 2015. **81**: p. 321-32.

23. Shaw, C. et *al.* "Palliative venting gastrostomy in patients with malignant bowel obstruction and ascites". *Annals of Surgical Oncology*, 2013. **20**(2): p. 497-505.
24. Laval, G. *et al.* "Recommendations for bowel obstruction with peritoneal carcinomatosis". *J Pain Symptom Manage*, 2014. **48**(1): p. 75-91.
25. De-Conno, F. *et al.* "Continuous subcutaneous infusion of hyoscine butylbromide reduces secretions in patients with gastrointestinal obstruction". *Journal of Pain and Symptom Management*, 1991. **6**: p. 484-86.
26. Twycross, R.; Wilcock, A.; Howard, P. *Palliative care formulary*. Nottingham: Palliativedrugs.com, 2015.
27. Feuer, D.; Broadley, K. "Corticosteroids for the resolution of malignant bowel obstruction in advanced gynaecological and gastrointestinal cancer". *Cochrane Database Syst Rev*, 2000. **2**: p. CD001219.
28. Franke, A. *et al.* "Management of malignant bowel obstruction associated with GI cancers". *Journal of Oncology Practive*, 2017. **13**(7): p. 426-34.
29. Mercadante, S. et al. "Comparison of octreotide and hyoscine butylbromide in controlling gastrointestinal symptoms due to malignant inoperable bowel obstruction". *Support Care Cancer*, 2000. **8**(3): p. 188-91.
30. Hisanaga, T. *et al.* "Multicenter prospective study on efficacy and safety of octreotide for inoperable malignant bowel obstruction". *Jpn J Clin Oncol*, 2010. **40**(8): p. 739-45.
31. Watari, H. *et al.* "A prospective study on the efficacy of octreotide in the management of malignant bowel obstruction in gynecologic cancer". *Int J Gynecol Cancer*, 2012. **22**(4): p. 692-96.
32. Mercadante, S.; Porzio, G. "Octreotide for malignant bowel obstruction: twenty years after". *Crit Rev Oncol Hematol*, 2012. **83**: p. 388-92.
33. Brooksbank, M.; Game, P.; Ashby, M. "Palliative venting gastrostomy in malignant intestinal obstruction". *Palliat Med*, 2002. **16**: p. 520-26.
34. Baron, T. "Interventional palliative strategies for malignant bowel obstruction". *Curr Oncol Rep*, 2009. **11**: p. 293-97.
35. Kawata, N. *et al.* "Percutaneous endoscopic gastrostomy for descompression of malignant bowel obstruction". *Dig Endosc*, 2014. **26**(2): p. 208-13.

8
Diarreia

INTRODUÇÃO

As mudanças nos hábitos intestinais interferem significativamente no cotidiano dos pacientes, podendo exigir intervenções em unidades de pronto-atendimento e levando até mesmo a internações. A diarreia não controlada pode resultar em perda significativa de potássio e bicarbonato e causar irritação perianal com infecção secundária, além de alterar a dose total absorvida dos medicamentos administrados por via oral ou por sonda gástrica. Não menos importante, pode afetar a qualidade de vida do paciente, causando fadiga, desconforto, alteração do padrão de sono e repouso, diminuição na *performance*, distúrbios nas relações interpessoais e na autoimagem, e aumento do tempo de hospitalização e do tempo de trabalho do cuidador [1].

DEFINIÇÃO

A diarreia pode ser definida como a eliminação frequente de fezes amolecidas com urgência, ou como eliminações mais frequentes que o habitual para aquele indivíduo. Objetivamente, é a eliminação de mais de três evacuações com fezes amolecidas em 24 horas [2].

ETIOLOGIA

A identificação da causa é o aspecto mais significativo do manejo da diarreia, uma vez que dela depende a estratégia de tratamento. As causas mais frequentes de diarreia estão descritas no Quadro 1.

Quadro 1 – Causas mais frequentes de diarreia em pacientes em cuidados paliativos

Pacientes em cuidados paliativos, independentemente da doença de base
• Terapia laxativa inadequada • Efeitos colaterais de medicamentos (antibióticos, protetores gástricos, anti-inflamatórios não esteroidais, fórmulas contendo ferro) • Impactação fecal com diarreia por transbordamento • Má absorção da dieta • Infusão rápida de dieta enteral • Insuficiência pancreática • Infecção intestinal • Doença inflamatória intestinal (Chron, retocolite ulcerativa) • Nutrição enteral (sonda nasoenteral, gastrostomia ou jejunostomia) • Procedimentos cirúrgicos gastrintestinais (gastrectomia, hemicolectomia, colectomia total)
Pacientes oncológicos
• Diretamente relacionada com o câncer (tumores carcinoides, câncer colorretal, linfomas, carcinoma medular da tireoide, tumores pancreáticos, feocromocitoma) • Induzida por quimioterapia (5-fluoracil, oxaliplatina, irinotecano, capecitabina, taxanes, doxorrubicina lipossomal) • Induzida por terapias-alvo moleculares (inibidores da tirosinoquinase, anti-EGFR, anti-her-2, anti-BRAF, anti-MEK, anti-VEGF, inibidores da mTOR, inibidores CDK4/6, inibidores da PARP) • Induzida por imunoterapia (terapias anti-CTLA-4) • Induzida por radioterapia

AVALIAÇÃO INICIAL

História clínica

Recomendação: o paciente/familiar deve ser questionado quanto a características das fezes (consistência, cor e odor), volume, frequência, presença de muco e/ou sangue; tempo de evolução do quadro; sintomas associados (desconforto abdominal, dor, cólicas, flatulência, distensão abdominal, náuseas e/ou emese, febre, incontinência fecal, sede); uso recente de medicamentos (antibióticos, quimioterápicos, laxativos ou outras drogas com potencial indutor de diarreia); mudanças recentes na dieta.

Dica: evacuações descritas como "diarreia", mas em pequena quantidade e com ocorrência de apenas duas ou três vezes ao dia, sugerem incontinência fecal. Evacuações aquosas e profusas indicam diarreia colônica. Início súbito de diarreia após um período de constipação sugere impactação fecal. Alternância de hábito intestinal, com períodos de diarreia e de constipação, sugere terapia laxativa inadequada ou obstrução intestinal iminente. A presença de febre ou diarreia sanguinolenta pode indicar causa infecciosa.

Exame físico

Recomendação: pode-se constatar o aumento dos ruídos hidroaéreos. Em caso de impactação fecal ou tumores retais obstrutivos, o toque retal pode determinar o diagnóstico. Cabe, também, avaliar o estado de hidratação por meio do turgor cutâneo, avaliação das mucosas e dos sinais vitais, concentração da urina e se há alteração do estado mental. Na inspeção visual das fezes, é importante verificar a presença de sangue, pus ou muco. O controle do peso corpóreo do paciente e seu estado nutricional são importantes quando é difícil quantificar o volume diarreico, mas podem ser irrelevantes se o paciente estiver em fase final de vida.

Graduação do sintoma (ao término da avaliação clínica inicial)

- Grau 1: aumento de até quatro evacuações diárias em relação ao habitual; no caso de ostomizados, discreto aumento na quantidade de fezes pela bolsa quando comparado com o habitual.
- Grau 2: aumento de quatro a seis evacuações diárias em relação ao habitual; no caso de ostomizados, aumento moderado na quantidade de fezes pela bolsa quando comparado com o habitual.
- Grau 3: aumento de mais de sete evacuações diárias em relação ao habitual; incontinência; indicação de hospitalização; no caso de ostomizados, aumento expressivo na quantidade de fezes pela bolsa em relação ao habitual; interferência significativa nas atividades diárias.
- Grau 4: consequências ameaçadoras da vida; indicação de intervenção urgente.

Exames complementares indicados

Recomendação: a solicitação de exames deve ser coerente com a hipótese clínica desenvolvida, tendo como objetivos esclarecer a etiologia do quadro e avaliar sua gravidade (Quadro 2). A solicitação de quaisquer exames deve ser precedida de avaliação dos riscos e benefícios de cada um deles, especialmente em pacientes em fase final de vida.

Quadro 2 – Exames complementares potencialmente úteis para a avaliação da diarreia [3, 4]

Análises laboratoriais para detectar anormalidades eletrolíticas e metabólicas (cálcio, sódio, potássio, magnésio, albumina, proteína C reativa, função renal)
Hemograma, para avaliar a possibilidade de neutropenia, infecção e/ou anemização
Teste de sangue oculto nas fezes
Coprocultura para análise de patógenos entéricos (rotavírus, *Clostridium difficile**; *Salmonella spp.*)
Radiografia do abdome (caso haja suspeita de obstrução intestinal)
Tomografia do abdome (caso haja suspeita de obstrução intestinal, perfuração ou colites)
Colonoscopia (especialmente para diarreias crônicas; não indicada para pacientes neutropênicos)

*A cultura para pesquisa de *Clostridium difficile* é particularmente importante para pacientes com diarreia que estejam recebendo antibióticos.

Sinais de alerta (potencial evolução desfavorável)

A presença de sinais de alerta, descritos no Quadro 3, sugere possível evolução desfavorável, podendo indicar a necessidade de avaliação de nutricionistas, infectologistas e/ou gastroenterologistas para um manejo mais adequado do sintoma.

Quadro 3 – Sinais de alerta em pacientes em cuidados paliativos com diarreia [3]

• Desidratação aguda	• Neutropenia febril
• Febre	• Sepse
• Peritonite	• Choque
• Sangramento	• Cólicas abdominais refratárias a loperamida
• *Delirium*	• Náuseas/vômitos persistentes com desidratação
• Disfunção renal	• Hospitalização anterior por diarreia

ESTRATÉGIAS TERAPÊUTICAS

O tratamento dependerá da etiologia do quadro, do grau da diarreia e da expectativa de vida do paciente. Em geral, pacientes com diarreia grau 1 ou 2 e sem outros sinais ou sintomas associados podem ser classificados como portadores de "diarreia não complicada". Pacientes com diarreia grau 1 ou 2 que apresentem cólicas moderadas a graves, náuseas, vômitos, comprometimento das condições gerais, febre, sepse, neutropenia, sangramento ou desidratação são considerados portadores de "diarreia complicada", assim como aqueles que apresentem diarreia grau 3 ou 4 [5-7].

Pacientes com expectativa de vida estimada superior a quatro semanas

Diarreia não complicada

Recomendação: as principais medidas recomendadas estão descritas no Quadro 4.

Quadro 4 – Medidas para o tratamento de diarreia não complicada [3, 4, 8]

INTERVENÇÃO	COMENTÁRIOS
Avaliação dos medicamentos em uso	• suspender tratamentos laxativos (caso estejam em uso) • avaliar a possibilidade de suspender medicamentos indutores de diarreia (antibióticos, anti-inflamatórios não esteroidais, ferro, hipoglicemiantes orais, inibidores da bomba de prótons, antiácidos) • avaliar a possibilidade de suspender ou reduzir a dose de quimioterápicos indutores de diarreia
Hidratação oral e reposição eletrolítica	• oferecer bebidas leves e sucos diluídos • oferecer biscoitos tipo água e sal ou torradas • em caso de diarreia grau 2, principalmente em pacientes idosos, oferecer soluções de reidratação oral (soro caseiro, como preconizado pela OMS, ou soluções comercializadas) • o volume total de líquidos deve ser de 2.200 a 4.000 ml/24 h
Orientação alimentar	• evitar a ingestão de alimentos apimentados e gordurosos • evitar a ingestão de café e álcool • evitar leite e derivados (exceto iogurtes) devido a possível intolerância à lactose associada a injúria à mucosa intestinal (principalmente em pacientes em quimioterapia)
Loperamida	• iniciar com 4 mg por via oral, seguida de 2 mg a cada evacuação com fezes não formadas ou a cada 4 horas, com dose máxima de 16 mg/24 horas • monitorar cuidadosamente o hábito intestinal, devido ao risco de íleo paralítico • NÃO UTILIZAR no caso de suspeita de diarreia de etiologia infecciosa ou obstrução intestinal

Dica: uma opção à loperamida é o elixir paregórico, diluindo-se 5 ml em água e administrando-se por via oral a cada 4 horas.

Diarreia complicada

Recomendação: hospitalização e início das medidas descritas no Quadro 5, de acordo com a etiologia da diarreia.

Quadro 5 – Medidas para o tratamento da diarreia complicada [3, 4, 8, 9]

MEDIDAS GERAIS	
Intervenções	**Comentários**
Avaliação dos medicamentos em uso	• suspender tratamentos laxativos (caso estejam em uso) • avaliar a possibilidade de suspender medicamentos indutores de diarreia (antibióticos, anti-inflamatórios não esteroidais, ferro, hipoglicemiantes orais, inibidores da bomba de prótons, antiácidos) • avaliar a possibilidade de suspender ou reduzir a dose de quimioterápicos indutores de diarreia
Hidratação e reposição eletrolítica por via endovenosa	• administrar solução fisiológica a 0,9% por via endovenosa até a melhora dos sinais de hipovolemia (hipotensão, oligúria, confusão mental) • realizar reposição de eletrólitos de acordo com resultados dos exames laboratoriais (especialmente potássio) • se o paciente apresentar taquicardia ou sinais sugestivos de sepse, administrar *bolus* de 20 ml/kg de solução fisiológica a 0,9%
Orientação alimentar	• evitar a ingestão de alimentos apimentados e gordurosos • evitar a ingestão de café e álcool • evitar leite e derivados (exceto iogurtes) devido a possível intolerância à lactose associada a injúria à mucosa intestinal (principalmente em pacientes em quimioterapia)
Loperamida	• iniciar com 4 mg por via oral, seguida de 2 mg a cada evacuação com fezes não formadas ou a cada 4 horas, com dose máxima de 16 mg/24 horas • monitorar cuidadosamente o hábito intestinal, devido ao risco de íleo paralítico • NÃO UTILIZAR no caso de suspeita de diarreia de etiologia infecciosa ou obstrução intestinal

→

→

MEDIDAS ESPECÍFICAS	
Intervenções	**Comentários**
Enzimas pancreáticas	• considerar o uso de pancreatina 10.000-25.000 UI durante ou imediatamente após as refeições em pacientes com esteatorreia secundária a insuficiência pancreática
Análogos da somatostatina	• podem ser considerados caso não haja melhora do sintoma após 48 horas do início da loperamida • iniciar com octreotida 100-150 mcg por via subcutânea três vezes ao dia (pode ser aumentada para até 500 mcg três vezes ao dia) • particularmente útil para pacientes com síndrome carcinoide
Agentes colinérgicos	considerar o uso de atropina 0,5-1 mg por via subcutânea a cada 4-6 horas em pacientes refratários às medidas iniciais
Antibióticos	• para pacientes com febre, hipotensão, sinais de peritonite, neutropenia ou diarreia sanguinolenta • iniciar ciprofloxacino 500 mg por via oral a cada 12 horas por 7-10 dias (ou 200 mg por via endovenosa a cada 12 horas por 7-10 dias) • se houver suspeita ou infecção confirmada por *Clostridium difficile*, iniciar metronidazol 400 mg por via oral três vezes ao dia por 10-14 dias ou vancomicina 125 mg por via oral a cada 6 horas por 10-14 dias (diluir a ampola de 500 mg em 30 ml de água e administrar 7,5 ml por via oral a cada 6 horas)
Anti-inflamatórios	• para pacientes com processos inflamatórios intestinais (colites ulcerativas ou retite aguda induzida por radioterapia) • administrar mesalazina enema com 3 g por via retal uma vez ao dia até a melhora do sintoma, ou mesalazina 400 mg por via oral a cada 8 horas
Sequestradores de ácidos biliares	• podem ser utilizados no manejo da diarreia crônica induzida por radioterapia, se refratária à loperamida • iniciar colestiramina 4 g por via oral uma vez ao dia, aumentando-se 4 g por semana até controle do sintoma (dose máxima de 36 g/dia)

Pacientes com expectativa de vida estimada inferior a quatro semanas

Recomendação: as medidas instituídas devem ser coerentes com as expectativas, os valores e os objetivos do paciente, priorizando-se a preservação da qualidade de vida.

Quadro 6 – Orientações para o manejo da diarreia em pacientes com expectativa de vida inferior a quatro semanas

Certificar-se de que as intervenções descritas nos quadros 4 e 5 estão alinhadas com os objetivos estabelecidos para o paciente; caso estejam, prosseguir com as orientações descritas
Considerar hidratação domiciliar por via subcutânea, se for viável
Iniciar morfina 10 mg por via oral a cada 6 horas, caso o paciente ainda não faça uso dela, ou aumentar em 20-30% a dose dos opioides já utilizados por ele
Considerar escopolamina 0,4 mg por via subcutânea a cada 4 horas
Considerar octreotida 100-150 mcg por via subcutânea a cada 8 horas

MONITORAMENTO DOS RESULTADOS

Recomendação: reavaliar o paciente dentro de 24 horas, questionando-se a respeito da diminuição do número e do volume de evacuações e sobre a evolução dos eventuais sintomas associados. Nos casos mais graves, com diarreia grau 3 ou 4, a reavaliação deve ser feita mais precocemente, dentro de 4 a 6 horas.

REFERÊNCIAS

1. Verhaar, S. *et al.* "Treatment-related differences in health related quality of life and disease specific symptoms among colon cancer survivors: results from the population-based profiles registry". *Eur J Cancer*, 2015. **51**: p. 1263-73.
2. World Health Organization. "Diarrhoeal disease". 2017. Disponível em: <http://www.who.int/en/news-room/fact-sheets/detail/diarrhoeal-disease>. Acesso em: 5 nov. 2018.
3. Bossi, P. *et al.* "Diarrhoea in adult cancer patients: Esmo clinical practice guidelines". *Annals of Oncology*, 2018. **29**(supl 4): p. iv126-iv142.
4. Cherny, N. *et al. Oxford textbook of palliative medicine*. 5 ed. Oxford: Oxford University Press, 2015.
5. Hanauer, S. "The role of loperamide in gastrointestinal disorders". *Rev Gastroenterol Disord*, 2008. **8**: p. 15-20.
6. Cherny, N. "Evaluation and management of treatment-related diarrhea in patients with advanced cancer: a review". *J Pain Symptom Manage*, 2008. **36**: p. 413-23.
7. Benson, A. *et al.* "Recommended guidelines for the treatment of cancer treatment-induced diarrhea". *J Clin Oncol*, 2004. **22**: p. 2918-26.
8. Kasper, D. *et al. Harrison's principles of internal medicine*. 19 ed. Londres: McGraw-Hill, 2015.
9. Fallon, M.; O'Neill, B. "Constipation and diarrhoea". *BMJ*, 1997. **315**: p. 1293-96.

9
Fadiga

A fadiga é o sintoma mais comum em pacientes em cuidados paliativos com câncer avançado (48-75% dos casos) ou outras doenças ameaçadoras da vida (até 85% dos casos) [1-4]. Paradoxalmente, é um dos sintomas menos registrados e menos tratados pelas equipes de saúde [5]. O impacto da fadiga sobre os pacientes e seus cuidadores é significativo, comprometendo aspectos físicos, psicossociais e econômicos. Sua abordagem e compreensão são complexas e de natureza subjetiva.

DEFINIÇÃO

Fadiga pode ser definida pela sensação subjetiva e persistente de cansaço ou exaustão de ordem física, emocional e/ou cognitiva, desproporcional à atividade recente, sem melhora com repouso/sono e associada à percepção de limitação da capacidade para o trabalho (físico e mental) [2, 6, 7].

PRINCIPAIS CAUSAS DE FADIGA EM CUIDADOS PALIATIVOS

Em geral, a ocorrência de fadiga em pacientes em cuidados paliativos é multifatorial, resultando tanto da doença de base (câncer, falências orgânicas etc.) quanto de seu tratamento. Além disso, está diretamente relacionada com outros sintomas que contribuem para a intensidade da fadiga, bem como fatores contributivos para sua perpetuação (Quadro 1).

Quadro 1 – Principais causas e fatores contributivos na ocorrência da fadiga [8-12]

Sintomas relacionados ao câncer (dor, dispneia, sintomas psicológicos, náuseas, anorexia/caquexia, insônia)
Tratamentos antineoplásicos (quimioterapia, radioterapia, imunoterapia)
Anemia
Transtornos do humor (ansiedade/depressão)
Infecção
Hipoxia
Desidratação
Hipogonadismo
Polifarmácia (opioides, anticolinérgicos, anti-histamíicos, anticonvulsivantes, relaxantes musculares, neurolépticos, beta-bloqueadores, diuréticos, antidepressivos, benzodiazepínicos, entre outros)
Comorbidades (doença renal, hepática, cardíaca)
Disfunção autonômica
Citocinas inflamatórias
Condicionamento físico inadequado/pouca atividade física
Transtornos do sono (insônia/hipersonia)

BUSCA ATIVA DA PRESENÇA DE FADIGA

Recomendação: todos os pacientes em cuidados paliativos devem ser triados quanto à presença ou não de fadiga, dados sua alta incidência e seu impacto na qualidade de vida. Devido à grande heterogeneidade de nomenclaturas utilizadas para descrever a fadiga, em especial pelos pacientes, recomendamos que o sintoma seja identificado por meio de três perguntas simples, para as quais três respostas positivas indicam a presença do sintoma [13] (veja a Figura 1).

GRADUAÇÃO DO SINTOMA

Recomendação: aplicação da Edmonton Symptom Assessment Scale (ESAS), com mensuração do sintoma numa escala de 0 a 10 [14]. Pacientes com graduação maior ou igual a 4 (fadiga moderada ou grave) devem ser clinicamente avaliados e iniciar protocolo de tratamento.

Figura 1 – Triagem sugerida para identificação de fadiga

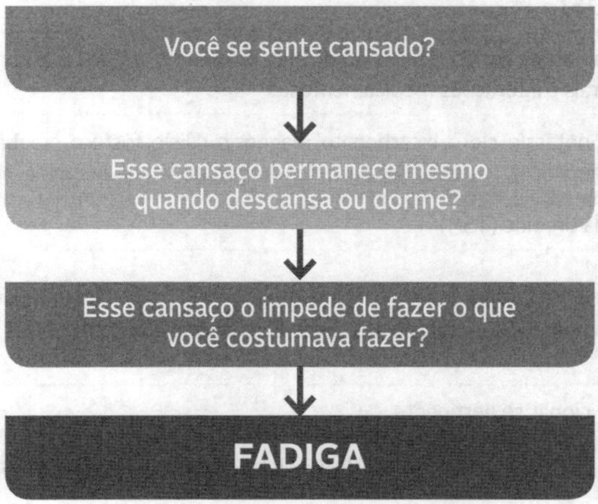
Você se sente cansado?
Esse cansaço permanece mesmo quando descansa ou dorme?
Esse cansaço o impede de fazer o que você costumava fazer?
FADIGA

AVALIAÇÃO INICIAL DE PACIENTES COM FADIGA

A avaliação inicial inclui história clínica detalhada, exame físico e investigação de causas potencialmente reversíveis para os sintomas. Devem ser exploradas as características principais do sintoma: início, duração, mudanças no decorrer do tempo, fatores de melhora ou piora e interferência com a funcionalidade.

Fadiga de início recente (até 2 semanas) ou agudização de fadiga crônica

Recomendação: priorizar a identificação de causas com potencial de reversão imediata, como infecção, descompensação cardíaca e anemização aguda.

Fadiga de curso crônico (> 2 semanas)

Recomendação: avaliar o *status* atual da doença de base (câncer, falências orgânicas, distúrbios neurológicos etc.) e dos tratamentos em curso, além de descompensação de eventuais comorbidades. Identificar fatores comumente associados à fadiga por meio de investigação sistemática (Quadro 2). A solicitação de exames complementares deve ser precedida de avaliação dos riscos/benefícios de cada um deles, especialmente em pacientes com PPI > 6 (veja o Capítulo 1).

Quadro 2 – Avaliação clínica inicial de pacientes em cuidados paliativos com fadiga crônica [15]

Revisar todos os medicamentos em uso (incluindo os utilizados como resgate e as terapias integrativas), buscando efeitos colaterais e interações medicamentosas
Perfil bioquímico (sódio, potássio, cloro, bicarbonato, magnésio, cálcio, fósforo, creatinina, ureia, glicose, bilirrubinas, transaminases hepáticas, fosfatase alcalina, desidrogenase lática, albumina, proteínas totais)
Hormônio estimulante da tireoide (TSH)
Hemograma completo
Testosterona sérica (em homens com diagnóstico oncológico avançado, com queixas sugestivas de hipogonadismo)
Avaliação do *status* nutricional, se pertinente
Exames radiológicos, se pertinente (avaliação cardíaca ou suspeita de infecção pulmonar, por exemplo)

Dica: o hipogonadismo afeta pelo menos 2/3 dos homens com câncer avançado, causando fadiga, anorexia, depressão e insônia. O quadro pode ser agravado na presença de processos inflamatórios crônicos, caquexia, quimioterapia e uso de medicamentos como **opioides, acetato de megestrol** e **glucocorticoides** [16, 17].

TRATAMENTO

Princípios fundamentais da terapêutica

Recomendação: a abordagem terapêutica deve ser preferencialmente multiprofissional, incluindo médico, enfermeiro, psicólogo, nutricionista, fisioterapeuta, terapeuta ocupacional, farmacêutico e capelão. Priorizar a adoção de medidas para causas reversíveis identificadas durante a avaliação clínica inicial (Quadro 3).

Tratamento das causas reversíveis da fadiga

Recomendação: a abordagem terapêutica deve ser individualizada e proporcional às expectativas do paciente, dos familiares e da equipe de saúde. As principais recomendações estão descritas no Quadro 3.

Quadro 3 – Tratamento de causas reversíveis para fadiga em cuidados paliativos

Anemia (especialmente se Hb < 8,5 g/dl)	Transfusão de hemácias Uso de estimulantes da eritropoese (para pacientes com insuficiência renal crônica ou em quimioterapia paliativa)
Depressão	Antidepressivos e apoio psicológico
Hipogonadismo	Reposição de testosterona
Infecção	Antibióticos
Desidratação	Reposição de fluidos por via endovenosa ou hipodermóclise
Hipoxia	Se Sat O_2 < 90%, pode-se indicar oxigenoterapia
Distúrbios metabólicos/endocrinológicos	Correção de acordo com a necessidade
Insônia	Higiene do sono Benzodiazepínicos
Dor mal controlada	Otimização da analgesia
Medicamentos/interações medicamentosas	Suspensão ou otimização das medicações em uso

Abordagem não farmacológica

Medidas de conservação de energia

Recomendações: planejamento deliberado da execução de atividades prioritárias em detrimento daquelas que possam ser postergadas, visando à não depleção das reservas limitadas de energia do paciente. É possível ainda poupar energia otimizando atividades essenciais, como utilizar um roupão de banho em vez de se enxugar com a toalha, usar andadores, providenciar para que objetos de uso rotineiro fiquem próximos das mãos etc. [18-21]

Nota: as medidas de conservação de energia são especialmente úteis para pacientes que iniciarão quimioterapia ou radioterapia, bem como para aqueles em fase final de vida.

Atividades físicas

Recomendações: estimular a prática de atividades físicas de intensidade moderada, especialmente em pacientes oncológicos em tratamento quimioterápico.

Nota: há evidências de melhora significativa da fadiga em pacientes com vários tipos de câncer por meio da prática de atividades físicas moderadas, por 3 a 5 horas semanais. Pacientes com comorbidades significativas ou com deficiências funcionais/anatômicas limitantes devem ser auxiliados por educadores físicos ou fisioterapeutas. Atividades físicas devem ser indicadas com cautela para pacientes com metástases ósseas, trombocitopenia, anemia severa, infecção ativa ou alto risco de queda [22-28].

Intervenções psicossociais

Recomendações: terapias de apoio, manejo do estresse, técnicas de enfrentamento e terapias cognitivo-comportamentais [29].

Nota: uma recente revisão a respeito dos benefícios das **intervenções psicossociais** no controle da fadiga em pacientes com câncer em cuidados paliativos mostrou poucas evidências favoráveis a essas práticas [30]. No entanto, os estudos disponíveis em geral envolvem um número muito restrito de pacientes e têm qualidade questionável. Assim, apesar das evidências científicas frágeis, baseamos nossa recomendação em nossa experiência pessoal positiva com as intervenções psicossociais.

Técnicas para higiene do sono

Recomendações: estimular a prática de técnicas de relaxamento muscular progressivo e respiração, evitar cochilos de longa duração e no final do dia, limitar o tempo na cama apenas para dormir, estabelecer horários para dormir e acordar, evitar consumo de cafeína e atividades estimulantes ao final do dia, tomar um banho morno antes de dormir [13].

Ioga

Recomendações: estimular a prática de ioga duas vezes por semana, em especial no caso de pacientes oncológicos em tratamento.

Nota: os estudos que enfocaram a ioga como estratégia contra a fadiga foram realizados em paciente oncológicos em tratamento ou sobreviventes de câncer. Seu impacto no cenário paliativo foi avaliado em dois estudos que, embora tenham envolvido um número limitado de pacientes, mostraram resultados encorajadores [31, 32].

Aspectos nutricionais

Recomendações: dietas hiperproteicas e hipercalóricas são recomendadas, especialmente em pacientes com desnutrição associada à fadiga [33, 34], além de estímulo à ingestão de líquidos.

Práticas integrativas e complementares

Acupuntura

Recomendação: a acupuntura pode ser recomendada para o manejo da fadiga, com a ressalva de que há poucos dados disponíveis na literatura, devendo-se portanto avaliar criteriosamente os resultados obtidos.

Nota: alguns estudos com pequeno número de pacientes avaliaram o uso da acupuntura para o controle da fadiga, todos no cenário oncológico fora de cuidados paliativos, com alguns benefícios, motivo pelo qual sugerimos a possibilidade de uso por pacientes em cuidados paliativos [35-39].

Viscum album

Recomendação: o uso do *Viscum album* pode ser considerado, com a ressalva de que os dados na literatura não são suficientemente bem fundamentados a respeito de seus benefícios no cenário de cuidados paliativos.

Nota: alguns estudos avaliam essa estratégia, mas sempre no cenário oncológico em tratamento adjuvante ou em sobreviventes de câncer [40-42].

Ginseng *americano (*Panax quinquefolius*)*

Recomendação: para pacientes oncológicos com fadiga moderada a grave, em tratamento oncológico, com intenção curativa ou após o término do tratamento, considerar um curso terapêutico com *ginseng* americano na dose de 2.000 mg por via oral ao dia por 8 semanas [43, 44].

Nota: o *ginseng* americano interfere desfavoravelmente com anticoagulantes. Não há estudos específicos ligando o efeito do *ginseng americano* no controle da fadiga em pacientes em cuidados paliativos. Nessa população, recomendamos avaliar risco e benefício da abordagem.

Guaraná (Paullinia cupana)

Recomendação: para pacientes oncológicos com fadiga moderada a grave, em tratamento oncológico, considerar um curso terapêutico com guaraná na dose de 100 mg por via oral ao dia por três semanas [45].

Nota: o guaraná foi testado apenas num estudo aleatório, duplo cego, placebo-controlado, envolvendo 75 pacientes com câncer de mama em tratamento quimioterápico com fadiga, mostrando benefício no controle do sintoma. São necessários mais estudos para confirmar seus benefícios.

Abordagem farmacológica

Recomendação: metilfenidato 5 mg por via oral cedo e à tarde (titular dose até o máximo de 40 mg ao dia) [46-48], **modafinil** 100 mg por via oral cedo (titular dose semanalmente até o máximo de 400 mg ao dia) [49, 50] ou **dexametasona** 8 mg por via oral ao dia, pela manhã, por 14 dias [51, 52].

Nota: todos os fármacos utilizados no manejo da fadiga foram testados quase exclusivamente em pacientes oncológicos em tratamento ativo da doença, e em geral os estudos incluem um número pequeno de pacientes e fornecem resultados conflitantes. Recomendamos que sua indicação se restrinja a pacientes cujo sintoma seja moderado/grave, refratários às medidas não farmacológicas e à correção das possíveis causas. Nesses casos, é aceitável um teste terapêutico com uma das medicações descritas.

Dicas: o uso de dexametasona por um período superior a 30 dias está associado a aumento significativo de toxicidade relacionada à droga, como gastrite, soluços, edema, fraqueza muscular, tonturas, equimoses, perda de massa óssea, retardo na cicatrização e doenças cardiovasculares. Até mesmo seu uso por um período limitado pode causar alterações de comportamento, infecções oportunistas, insônia e hiperglicemia. Assim, a indicação deve sempre pesar riscos e benefícios. O metilfenidato parece ser especialmente ativo em pacientes com fadiga relacionada ao uso de opioides [53].

Monitoramento dos sintomas

Recomendação: nos casos de fadiga com causas reversíveis, reavaliar usando a escala ESAS 24 horas após a correção da causa. Nos casos em que o sintoma é multifatorial e/ou sem causa identificável ou passível de correção, reavaliar a cada duas semanas.

REFERÊNCIAS

1. Vogl, D. *et al.* "Symptom prevalence, characteristics, and distress in aids outpatients". *J Pain Symptom Manage*, 1999. **18**(4): p. 253.
2. Cella, D. *et al.* "Cancer-related fatigue: prevalence of proposed diagnostic criteria in a United States sample of cancer survivors". *J Clin Oncol*, 2001. **19**(14): p. 3385.
3. Kutner, J.; Kassner, C.; Nowels, D. "Symptom burden at the end of life: hospice providers' perceptions". *J Pain Symptom Manage*, 2001. **21**(6): p. 473.
4. Piper, B.; Cella, D. "Cancer-related fatigue: definitions and clinical subtypes". *J Natl Compr Canc Netw*, 2010. **8**(8): p. 958-66.
5. Curt, G. *et al.* "Impact of cancer-related fatigue on the lives of patients: new findings from the fatigue coalition". *Oncologist*, 2000. 5(5): p. 353.
6. Stone, P.; Richards, M.; Hardy, J. "Fatigue in patients with cancer". *Eur J Cancer*, 1998. **34**(11): p. 1670.
7. Bower, J. *et al.* "Screening, assessment, and management of fatigue in adult survivors of cancer: an American Society of Clinical oncology clinical practice guideline adaptation". *J Clin Oncol*, 2014. **32**(17): p. 1840.
8. Stone, P. *et al.* "A study to investigate the prevalence, severity and correlates of fatigue among patients with cancer in comparison with a control group of volunteers without cancer". *Ann Oncol*, 2000. **11**(5): p. 561.
9. Ancoli-Israel, S.; Moore, P.; Jones, V. "The relationship between fatigue and sleep in cancer patients: a review". *Eur J Cancer Care*, 2001. **10**: p. 245-55.
10. Hwang, S. *et al.* "Multidimensional independent predictors of cancer-related fatigue". *J Pain Symptom Manage*, 2003. **26**(1): p. 604.
11. Respini, D. *et al.* "The prevalence and correlates of fatigue in older cancer patients". *Crit Rev Oncol Hematol*, 2003. 47(3): p. 273.
12. de Raaf, P.; de Klerk, C. ; Timman, R. "Systematic monitoring and treatment of physical symptoms to alleviate fatigue in patients with advanced cancer: a randomized controlled trial". *J Clin Oncol*, 2013. **31**: p. 716-23.
13. "Consenso brasileiro de fadiga". *Revista Brasileira de Cuidados Paliativos*, 2010. 3(2): supl 1.
14. Watanabe, S.; Nekolaichuk, C.; Beaumont, C. "A multicenter study comparing two numerical versions of the Edmonton Symptom Assessment System in palliative care patients". *J Pain Symptom Manage*, 2011. **41**: p. 456.
15. Escalante, C.; Manzullo, M.; Valdrez, R. "A cancer-related fatigue clinic: opportunities and challenges". *J Natl Cancer Inst*, 2003. **1**: p. 333.
16. Del Fabbro, E. *et al.* "Associations among hypogonadism, C-reactive protein, symptom burden, and survival in male cancer patients with cachexia: a preliminary report". *J Pain Symptom Manage*, 2010. **39**(6): p. 1016-24.
17. Dev, R. *et al.* "Association between hypogonadism, symptom burden, and survival in male patients with advanced cancer". *Cancer*, 2014. **120**(10): p. 1586-93.
18. Barsevick, A. *et al.* "A pilot study examining energy conservation for cancer treatment-related fatigue". *Cancer Nurs*, 2002. **25**: p. 333-41.

19. Barsevick, A.; Dudley, W.; Beck, S. "A randomized clinical trial of energy conservation for patients with cancer-related fatigue". *Cancer*, 2004. **100**: p. 1302-10.
20. Greenlee, H.; Balneaves, L.; Carlson, L. "Clinical practice guidelines on the use of integrative therapies as supportive care in patients treated for breast cancer". *J Natl Cancer Inst Monogr*, 2014. **2014**(50): p. 346-58.
21. Pachman, D.; Price, K.; Carey, E. "Nonpharmacologic approach to fatigue in patients with cancer". *Cancer*, 2014. **20**: p. 313-18.
22. Oldervoll, L. *et al.* "The effect of a physical exercise program in palliative care: a phase II study". *J Pain Symptom Manage*, 2006. **31**(5): p. 421.
23. Mishra, S.; Scherer, R.; Snyder, C. "Exercise interventions on health-related quality of life for people with cancer during active treatment". *Cochrane Database Syst Rev*, 2012. **8**: p. CD008465.
24. Puetz, T.; Herring, M. "Differential effects of exercise on cancer- related fatigue during and following treatment: a meta-analysis". *Am J Prev Med*, 2012. **43**: p. e1-24.
25. Vermaete, N. *et al.* "Physical activity, physical fitness and the effect of exercise training interventions in lymphoma patients: a systematic review". *Ann Hematol*, 2013. **92**: p. 1007-21.
26. Bergenthal, N.; Will, A.; Streckmann, F. "Aerobic physical exercise for adult patients with haematological malignancies". *Cochrane Database Syst Rev*, 2014. **11**: p. CD009075.
27. Gardner, J.; Livingston, P.; Fraser, S. "Effects of exercise on treatment-related adverse effects for patients with prostate cancer receiving androgen-deprivation therapy: a systematic review". *J Clin Oncol*, 2014. **32**: p. 335-346.
28. Meneses-Echavez, J.; Correa-Bautista, J.; Gonzalez-Jimenez, E. "The effect of exercise training on mediators of inflammation in breast cancer survivors: a systematic review with meta-analysis". *Cancer Epidemiol Biomarkers Prev*, 2016. **25**: p. 1009-17.
29. Goedendorp, M. *et al.* "Psychosocial interventions for reducing fatigue during cancer treatment in adults". *Cochrane Database Syst Rev*, 2009. **1**: p. CD006953.
30. Poort, H. *et al.* "Psychosocial interventions for fatigue during cancer treatment with palliative intent". *Cochrane Database Syst Rev*, 2017. **7**: p. CD012030.
31. McDonald, A.; Burjan, E.; Martin, S. "Yoga for patients and carers in a palliative day care setting". *Int J Palliat Nurs*, 2006. **12**(11): p. 519.
32. Selman, L.; Williams, J.; Simms, V. "A mixed-methods evaluation of complementary therapy services in palliative care: yoga and dance therapy". *Eur J Cancer Care*, 2012. **21**(1): p. 87-97.
33. Ravasco, P.; Monteiro-Grillo, I.; Vidal, P. "Dietary counseling improves patientes autcomes: a prospective, randomized, controlled trial in colorectal cancer patients undergoing radiotherapy". *J Clin Oncol*, 2005. **23**: p. 1431-38.
34. Evans, W.; Lambert, C. "Physiological basis of fatigue". *Am J Phys Med Rehabil*, 2007. **86**: p. S29-S46.
35. Sood, A. *et al.* "A critical review of complementary therapies for cancer-related fatigue". *Integr Cancer Ther*, 2007. **6**: p. 8-13.
36. Posadzki, P.; Moon, T.; Choi, T. "Acupuncture for cancer- related fatigue: a systematic review of randomized clinical trials". *Support Care Cancer*, 2013. **21**: p. 2067-73.
37. Towler, P.; Malassiotis, A.; Brearley, S. "What is the evidence for the use of acupuncture as an intervention for symptom management in cancer supportive and palliative care: an integrative overview of reviews". *Support Care Cancer*, 2013. **21**: p. 2913-23.
38. Ling, W. *et al.* "Effects of acupuncture and acupressure on cancer-related fatigue: a systematic review". *Oncol Nurs Forum*, 2014. **41**: p. 581-92.
39. Lau, C.; Wu, X.; Chung, V. "Acupuncture and related therapies for symptom management in palliative cancer care: systematic review and meta-analysis". *Medicine (Baltimore)*, 2016. **95**: p. e2901.
40. Beuth, J.; Schneider, B.; Schierholz, J. "Impact of complementary treatment of breast cancer patients with standardized mistletoe extract during aftercare: a controlled multicenter comparative epidemiological cohort study". *Anticancer Research*, 2008. **28**: p. 523-27.

41. Bock, P. *et al.* "Targeting inflammation in cancer-related-fatigue: a rationale for mistletoe therapy as supportive care in colorectal cancer patients". *Inflammation and Allergy Drug Targets*, 2014. **13**: p. 105-11.
42. Troger, W. *et al.* "Quality of life of patients with advanced pancreatic cancer during treatment with mistletoe: a randomized controlled trial". *Deutsches Arzteblatt International*, 2014. **111**: p. 493-502.
43. Barton, D. *et al.* "Pilot study of Panax quinquefolius (American ginseng) to improve cancer-related fatigue: a randomized, double-blind, dose-finding evaluation: NCCTG trial N03CA". *Support Care Cancer*, 2010. **18**(2): p. 179-87.
44. Barton, D. *et al.* "Wisconsin Ginseng (Panax quinquefolius) to improve cancer-related fatigue: a randomized, double-blind trial, N07C2". *J Natl Cancer Inst*, 2013. **105**(16): p. 1230.
45. Campos, M. *et al.* "Guarana (Paullinia cupana) improves fatigue in breast cancer patients undergoing systemic chemotherapy". *J Altern Complement Med*, 2011. **17**(6): p. 505-12.
46. Minton, O. *et al.* "Drug therapy for the management of cancer-related fatigue". *Cochrane Database Syst Rev*, 2010.
47. Moraska, A.; Sood, A.; Dakhil, S. "Phase III, randomized, double-blind, placebo-controlled study of long-acting methylphenidate for cancer-related fatigue: North Central Cancer Treatment Group NCCTG-N05C7 trial". *J Clin Oncol*, 2010. **28**: p. 3673-79.
48. Kerr, C. *et al.* "Effects of methylphenidate on fatigue and depression: a randomized, double-blind, placebo-controlled trial". *J Pain Symptom Manage*, 2012. **43**(1): p. 68-77.
49. Blackhall, L. *et al.* "A pilot study evaluating the safety and efficacy of modafinal for cancer-related fatigue". *J Palliat Med*, 2009. **12**(5): p. 433.
50. Spathis, A. *et al.* "Modafinil for the treatment of fatigue in lung cancer: a pilot study". *Palliat Med*, 2009. **23**(4): p. 325.
51. Yennurajalingam, S.; Frisbee-Hume, S.; Delgado-Guay, M. "Dexamethasone (DM) for cancer-related fatigue: a double-blinded, randomized, placebo-controlled trial". *J Clin Oncol*, 2012.
52. Yennurajalingam, S. *et al.* "Reduction of cancer-related fatigue with dexamethasone: a double-blind, randomized, placebo-controlled trial in patients with advanced cancer". *J Clin Oncol*, 2013. **31**(25): p. 3076.
53. Wilwerding, M. *et al.* "A randomized, crossover evaluation of methylphenidate in cancer patients receiving strong narcotics". *Support Care Cancer*, 1995. **3**(2): p. 135.

10
Síndrome da anorexia-caquexia (SAC)

A anorexia pode ser definida tanto como perda do apetite quanto como redução da ingestão calórica [1]. É um sintoma comum em pacientes em cuidados paliativos, especialmente entre idosos, podendo ocorrer em 26-40% dos casos [2]. Está associada principalmente ao diagnóstico de câncer, mas também a outras doenças crônicas, como insuficiência cardíaca, insuficiência renal e aids, e pode resultar em maiores índices de hospitalização, comprometimento da qualidade de vida e aumento da mortalidade [3, 4].

A caquexia é em geral definida como a perda involuntária de mais de 5% do peso habitual (pré-mórbido) nos últimos seis meses que não pode ser revertida por suporte nutricional convencional e resulta em perda funcional progressiva. Ressalte-se que tal definição pode subestimar a caquexia em pacientes obesos ou com edemas significativos [5]. Sua prevalência varia entre 12% e 85% em pacientes em cuidados paliativos, sendo associada principalmente a doenças pulmonares obstrutivas crônicas (60% dos casos), insuficiência renal crônica (18-75%), aids (até 30%) e câncer avançado (85%, principalmente de pâncreas, estômago e pulmão) [6-9].

A sarcopenia é definida como perda de massa muscular sem requerer perda ponderal. Enquanto a maioria dos pacientes com caquexia é sarcopênica, a maioria dos pacientes sarcopênicos **não** é considerada caquética [10].

A síndrome da anorexia-caquexia (SAC) é uma síndrome metabólica complexa de perda de peso involuntária associada ao câncer e a alguns outros quadros clínicos paliativos. Pode ser definida como perda de peso com ou sem perda de gordura e associada a pelo menos três dos critérios abaixo [11, 12]:

- diminuição de força muscular;
- massa muscular reduzida (sarcopenia);
- fadiga;
- anorexia;
- alterações bioquímicas (anemia, inflamação, hipoalbuminemia).

A presença da SAC muitas vezes resulta em sofrimento psicológico significativo para o paciente e seus familiares, associando-se a maior ocorrência de ansiedade, depressão, perda de libido e desânimo [13].

PRINCIPAIS CAUSAS DE SAC EM CUIDADOS PALIATIVOS

A ocorrência de SAC em pacientes em cuidados paliativos costuma ser multifatorial, resultando tanto da doença de base (câncer, falências orgânicas etc.) quanto de seu tratamento. Sua fisiopatologia não é completamente compreendida até os dias atuais, mas alguns aspectos reconhecidamente contribuem para o quadro clínico (Quadro 1).

Quadro 1 – Principais causas e fatores contributivos na ocorrência de SAC

FATORES RELACIONADOS À PATOLOGIA DE BASE (CAQUEXIA PRIMÁRIA)
• Aumento da reação inflamatória (liberação de citocinas como IL-6, fator de necrose tumoral alfa, IL-1) • Aumento da resistência insulínica • Hipogonadismo • Anemia
FATORES AGRAVANTES DA CAQUEXIA PRIMÁRIA
• Desnutrição (por redução da ingesta oral e/ou da absorção intestinal) • Dor crônica • Tratamentos antineoplásicos (quimioterapia, radioterapia, imunoterapia) • Xerostomia • Mucosite/candidíase oral • Fatores psicológicos (depressão, ansiedade, aversão adquirida aos alimentos) • Distúrbios da motilidade gastrintestinal (gastroparesia, constipação intestinal, dispepsia) • Infecção • Distúrbios neurológicos • Medicamentos (opioides, antibióticos, anfetaminas, anti-histamínicos, digoxina) • Distúrbios bioquímicos (hipercalcemia, uremia, hiponatremia) • Distúrbios endocrinológicos (hipotireoidismo, insuficiência adrenal, diabetes, hipogonadismo)

AVALIAÇÃO INICIAL DE SAC

Pacientes hospitalizados em cuidados paliativos

Recomendação: todos os pacientes devem ser submetidos a uma triagem nutricional por meio da aplicação do NRS 2002 modificado, preferencialmente por nutricionista, sendo classificados como risco nutricional 0, 1 ou 2. De acordo com a classificação obtida na triagem, os pacientes devem ser avaliados quanto ao estado nutricional e à perda de peso, como descrito no Quadro 2.

Quadro 2 – Avaliação inicial de pacientes hospitalizados em cuidados paliativos para identificação de SAC

CLASSIFICAÇÃO SEGUNDO NRS 2002 MODIFICADO	
Avaliação do apetite	Utilizar a ESAS, solicitando ao paciente que dê uma nota de 0 a 10 para a perda do apetite atual, considerando que 0 é seu melhor apetite e 10, o pior apetite possível
Medidas antropométricas	Pacientes com risco nutricional 1 de acordo com o NRS 2002: • Peso e altura, com cálculo de índice de massa corpórea (IMC) Pacientes com risco nutricional 2 de acordo com o NRS 2002: • Peso e altura, com cálculo de índice de massa corpórea (IMC) • Circunferência do braço • Dobra cutânea do tríceps • Circunferência muscular do braço • Circunferência da panturrilha (exclusivamente para pacientes idosos) Obs.: não realizar coleta de dados antropométricos em pacientes com edema significativo ou anasarca, justificando-se tal conduta no prontuário do paciente
Ingestão nutricional	Solicitar ao paciente que determine uma nota de 0 a 10 em relação à quantidade ingerida em relação à dieta ofertada. Caso o paciente tenha dificuldade de determinar uma nota, solicitar que ele faça um recordatório de 24 horas e estimar a porcentagem ingerida em relação à dieta ofertada
Exames laboratoriais	Se pertinente, podem ser solicitados hemograma, dosagem de testosterona, hormônios tireoidianos, albumina sérica, proteína C reativa e glicose

Pacientes ambulatoriais em cuidados paliativos

Recomendação: todos os pacientes devem ser submetidos a uma avaliação nutricional inicial por meio da aplicação da Avaliação Subjetiva Global Produzida Pelo Próprio Paciente (ASG-PPP), validada para a Língua Portuguesa [14].

GRADUAÇÃO DO SINTOMA

Recomendação: avaliar o grau de caquexia de acordo com o IMC observado e a perda de peso nos últimos seis meses.

Quadro 3 – Graduação da caquexia e prognóstico em pacientes em cuidados paliativos [15]

GRAU DE CAQUEXIA	ÍNDICE DE MASSA CORPÓREA (IMC)	PERDA DE PESO NOS ÚLTIMOS 6 MESES	SOBREVIDA ESTIMADA
0	25 kg/m² (ou mais)	Peso estável (perda em torno de 2,4%)	29 meses
1	20-25 kg/m²	Perda de até 2,4%	14,6 meses
	28 kg/m² (ou mais)	Perda de 2,5% a 6%	
2	20-28 kg/m²	Perda de 2,5% a 6%	10,8 meses
	28 kg/m² (ou mais)	Perda de 6% a 11%	
3	20 kg/m² (ou menos)	Perda < 6% (ou estável)	7,6 meses
	20-28 kg/m²	Perda de 6% a 11%	
	22-28 kg/m²	Perda de 11% a 15%	
	28 kg/m² (ou mais)	Perda > 15%	
4	20 kg/m² (ou menos)	Perda de 6% a 11%	4,3 meses
	22 kg/m² (ou menos)	Perda de 11% a 15%	
	28 kg/m² (ou menos)	Perda > 15%	

TRATAMENTO NÃO FARMACOLÓGICO

Aspectos gerais

Recomendação: sempre que possível, otimizar o controle de fatores contributivos para a SAC, como náuseas, constipação intestinal, dispneia, gastroparesia, depressão, medicações, hipogonadismo, entre outros.

Nota: atenção especial deve ser dada aos cuidados com a boca, considerando-se que a presença de mucosite, infecções orais, fissuras ou outras lesões pode interferir significativamente na ingesta. O controle de sintomas como a gastroparesia (com **metoclopramida**, por exemplo) e o hipogonadismo (com a reposição de **testosterona**) pode também ter impacto significativo no controle da SAC.

Orientações nutricionais

Recomendação: priorizar o prazer da alimentação (e não apenas o aporte calórico), bem como os aspectos sociais do ato de se alimentar (fazer as refeições sentado à mesa com familiares, por exemplo). Ingerir pequenas porções de alimentos a intervalos frequentes, preferencialmente ricos em calorias (como ovos ou suplementos alimentares hiperproteicos e hipercalóricos). Encorajar períodos de descanso após a alimentação.

Nota: é importante que a equipe se mantenha atenta a jejuns prolongados de pacientes com SAC (para exames e procedimentos, por exemplo, ou durante períodos em que eles estejam com mucosite ou outras intercorrências que dificultem ainda mais a ingesta alimentar). Os longos períodos em jejum, muitas vezes subvalorizados pelas equipes de saúde, podem contribuir significativamente para o quadro de SAC.

Dica: embora alguns pacientes se beneficiem da suplementação nutricional, é importante orientá-los (e a seus familiares) sobre o fato de que o aumento da ingesta calórica não promoverá a reversão da doença de base, e que a SAC é um processo natural na evolução da doença, diferindo da inanição.

Suporte nutricional artificial

Recomendação: o suporte nutricional artificial (SNA) pode ser considerado em situações muito específicas, como pacientes com obstrução intestinal ou má absorção, que tenham prognóstico de pelo menos 12 a 16 semanas e estejam em boas condições clínicas. Nesses casos pode-se considerar nutrição parenteral domiciliar após deliberação longa e aprofundada com paciente e familiares, e com reavaliação clínica periódica quanto à manutenção dos benefícios da intervenção. Pode-se ainda considerar SNA com dieta enteral (preferencialmente por gastrostomia) em pacientes com obstruções digestivas altas (como tumores de esôfago ou cabeça e pescoço), e em pacientes selecionados portadores de demências ou doenças neurodegenerativas – em especial quando a via enteral seja também necessária para hidratação e/ou administração de medicamentos.

Nota: a indicação de SNA em pacientes com demência ou neuropatias graves é controversa. Não há estudos aleatórios que demonstrem benefício desse tipo de intervenção em comparação com a alimentação oral, tanto em ganho de sobrevida quanto em prevenção de complicações (broncoaspiração, sequelas da desnutrição – como úlceras de decúbito, alívio de sintomas de sede e fome etc.). Assim, a indicação de SNA nesses pacientes deve sempre ser precedida de criteriosa avaliação dos objetivos e potenciais benefícios com a família e a equipe multiprofissional [16-19]. O início de SNA não é indicado em pacientes em fase final de vida, não havendo evidências de nenhum benefício nessa situação.

Intervenções psicossociais

Recomendações: terapias de apoio e manejo do estresse, com foco no apoio familiar em relação a questões como irreversibilidade do quadro e componentes culturais associados à nutrição.

TRATAMENTO FARMACOLÓGICO

Recomendações: em pacientes sem contraindicações (alto risco de ocorrências tromboembólicas, por exemplo), pode-se iniciar **acetato de megestrol** (160 mg por via oral ao dia, aumentando-se progressivamente a dose até o máximo de 800 mg ao dia). Outra opção é o uso de **corticosteroides** (**prednisona** 20-40 mg por via oral ao dia ou **dexametasona** 4 mg por via oral ao dia).

Nota 1: o uso de **acetato de megestrol** proporciona aumento de apetite e discreto ganho de peso em pacientes com câncer, aids e outras patologias crônicas, mas pode aumentar a incidência de fenômenos tromboembólicos, edema e óbito [20, 21]. A dose mediana necessária para obtenção dos efeitos desejados varia entre 480 e 800 mg ao dia [22]. Caso não haja melhora dos sintomas após duas semanas de uso, a medicação deve ser descontinuada. O uso de **corticosteroides** promove aumento do apetite, especialmente em pacientes com câncer avançado, embora não existam estudos que avaliem maior eficácia de determinado corticosteroide ou a dosagem mais efetiva de cada um deles. Seu perfil de toxicidade costuma ser mais aceitável que o do acetato de megestrol, bem como seu custo financeiro [23], mas em geral seu efeito se restringe a algumas semanas de uso, após as quais os efeitos colaterais passam a ser mais significativos que seus benefícios.

Nota 2: hoje há enorme variedade de fármacos que vêm sendo estudados para o controle da SAC. Entre os mais promissores, destacam-se os ácidos graxos ômega 3 (**eicosapentaenoico – EPA** – e **docosa-hexaenoico – DHA**), encontrados no óleo de peixe e associados à redução da atividade inflamatória, especialmente em pacientes em uso de terapia antineoplásica [24]. A atividade contra caquexia foi observada com doses de pelo menos 1,5 grama diária da associação **EPA-DHA**. A reposição de aminoácidos também parece ter algum papel no controle da SAC, considerando o intenso processo de proteólise a que estão expostos. Os aminoácidos avaliados até o momento são a **glutamina** (testada para pacientes com esofagite actínica e pacientes caquéticos com câncer de pulmão) [25] e **L-carnitina** (testada para pacientes com câncer de pâncreas, na dose de 4 gramas ao dia) [26]. O uso de anti-inflamatórios também tem sido testado, como **celecoxibe** 200 mg via oral duas vezes ao dia, mas os estudos foram pequenos e insuficientes [27]. Outra abordagem possivelmente eficaz é a associação de fármacos, como **ibuprofeno** associado a **acetato de megestrol** [28] ou **L-carnitina** associada a **celecoxibe** [29]. Alguns estudos promissores têm sido publicados com **anamorelina**, um agonista do receptor da grelina, testada em pacientes com câncer de pulmão avançado na dose de 100 mg por via oral uma vez ao dia por 12 semanas [30]. Os pacientes randomizados para receber a droga apresentaram aumento significativo de massa magra corporal em comparação com os que receberam placebo. No entanto, a droga ainda não é comercializada.

Dica: preferimos **acetato de megestrol** aos corticosteroides quando se espera que o uso de estimulantes de apetite seja utilizado por tempo mais prolongado (acima de 8-12 semanas). Em pacientes com SAC que também apresentem quadros depressivos com indicação de tratamento, a escolha de **mirtazapina** 15-30 mg por via oral ao dia ou **olanzapina** 5-10 mg por via oral ao dia pode auxiliar no controle de ambos os sintomas.

MONITORAMENTO DOS SINTOMAS

Recomendação: nos casos de SAC com fatores contributivos reversíveis, reavaliar com a mensuração pelo ESAS 24 horas após a correção da causa. Nos casos em que o sintoma é multifatorial e/ou sem causa identificável ou passível de correção, reavaliar a cada duas semanas.

REFERÊNCIAS

1. DAVIS, M.; DICKERSON, D. "Cachexia and anorexia: cancer's covert killer". *Support Care Cancer*, 2000. **8**(3): p. 180.
2. LAUGSAND, E. *et al.* "Intensity and treatment of symptoms in 3,030 palliative care patients: a cross-sectional survey of the EAPC Research Network". *J Opioid Manag*, 2009. 5(1): p. 11-21.
3. OLDEN, A. *et al.* "Palliative care needs and symptom patterns of hospitalized elders referred for consultation". *J Pain Symptom Manage*, 2011. **42**(3): p. 410-18.
4. KALANTAR-ZADEH, K.; BLOCK, G.; MCALLISTER, C. "Appetite and inflammation, nutrition, anemia, and clinical outcome in hemodialysis patients". *Am J Clin Nutr*, 2004. **80**: p. 299.
5. FEARON, K. *et al.* "Definition and classification of cancer cachexia: an international consensus". *Lancet Oncol*, 2011. **12**(5): p. 489-95.
6. WALLENGREN, O.; LUNDHOLM, K.; BOSAEUS, I. "Diagnostic criteria of cancer cachexia: relation to quality of life, exercise capacity and survival in unselected palliative care patients". *Support Care Cancer*, 2013. **21**(6): p. 1569-77.
7. VON HAEHLING, S. *et al.* "Cardiac cachexia: a systematic overview". *Pharmacol Ther*, 2009. **121**(3): p. 227-52.
8. EBNER, N. *et al.* "Mechanism and novel therapeutic approaches to wasting in chronic disease". *Maturitas*, 2013. 75(3): p. 199-206.
9. VON HAEHLING, S.; ANKER, S. "Cachexia as a major underestimated and unmet medical need: facts and numbers". *J Cachexia Sarcopenia Muscle*, 2010. **1**(1): p. 1-5.
10. BAUMGARTNER, R. *et al.* "Epidemiology of sarcopenia among the elderly in New Mexico". *Am J Epidemiol*, 1998. **147**(8): p. 755-63.
11. BLUM, D. *et al.* "Evolving classification systems for cancer cachexia: ready for clinical practice?" *Support Care Cancer*, 2010. **18**(3): p. 273-79.
12. EVANS, W. *et al.* Cachexia: a new definition. *Clin Nutr*, 2008. **27**(6).
13. RHONDALI, W. *et al.* "Association between body image dissatisfaction and weight loss among patients with advanced cancer and their caregivers: a preliminary report". *J Pain Symptom Manage*, 2013. **45**(6): p. 1039.
14. GONZALEZ, M. *et al.* "Validação da versão em português da avaliação subjetiva global produzida pelo paciente". *Rev Bras Nutr Clin*, 2010. **25**(2): p. 102-08.
15. MARTIN, L. *et al.* "Diagnostic criteria for the classification of cancer-associated weight loss". *J Clin*

Oncol, 2015. **33**(1): p. 90-99.

16. Good, P. *et al.* "Medically assisted nutrition for palliative care in adult patients". *Cochrane Database Syst Rev*, 2008.
17. Hoda, D. *et al.* "Should patients with advanced, incurable cancers ever be sent home with total parenteral nutrition? A single institution's 20-year experience". *Cancer*, 2005. **103**(4): p. 863.
18. Brard, L. *et al.* "The effect of total parenteral nutrition on the survival of terminally ill ovarian cancer patients". *Gynecol Oncol*, 2006. **103**(1): p. 176.
19. Sampson, E.; Candy, B.; Jones, L. "Enteral tube feeding for older people with advanced dementia". *Cochrane Database Syst Rev*, 2009.
20. Ruiz Garcia, V. *et al.* "Megestrol acetate for treatment of anorexia-cachexia syndrome". *Cochrane Database Syst Rev*, 2013.
21. Taylor, J.; Pendleton, N. "Progesterone therapy for the treatment of non-cancer cachexia: a systematic review". *BMJ Support Palliat Care*, 2016. **6**(3): p. 276.
22. Loprinzi, C. *et al.* "Phase III evaluation of four doses of megestrol acetate as therapy for patients with cancer anorexia and/or cachexia". *J Clin Oncol*, 1993. **11**(4): p. 762.
23. Miller, S. *et al.* "Use of corticosteroids for anorexia in palliative medicine: a systematic review". *J Palliat Med*, 2014. **17**(4): p. 482-85.
24. Murphy, R. *et al.* "Nutritional intervention with fish oil provides a benefit over standard of care for weight and skeletal muscle mass in patients with nonsmall cell lung cancer receiving chemotherapy". *Cancer*, 2011. **117**(8): p. 1775.
25. Lacey, J.; Wilmore, D. "Is glutamine a conditionally essential amino acid?" *Nutr Rev*, 1990. **48**(8): p. 297.
26. Kraft, M. *et al.* "L-Carnitine-supplementation in advanced pancreatic cancer (Carpan) – A randomized multicentre trial". *Nutr J*, 2012. **11**: p. 52.
27. Lai, V. *et al.* "Results of a pilot study of the effects of celecoxib on cancer cachexia in patients with cancer of the head, neck, and gastrointestinal tract". *Head Neck*, 2008. **30**(1): p. 67-74.
28. McMillan, D. *et al.* "A prospective randomized study of megestrol acetate and ibuprofen in gastrointestinal cancer patients with weight loss". *Br J Cancer*, 1999. **79**(3-4): p. 495.
29. Madeddu, C. *et al.* "Randomized phase III clinical trial of a combined treatment with carnitine + celecoxib±megestrol acetate for patients with cancer-related anorexia/cachexia syndrome". *Clin Nutr*, 2012. **31**(2): p. 176-82.
30. Temel, J. *et al.* Anamorelin in patients with non-small-cell lung cancer and cachexia (Romana 1 and Romana 2): results from two randomised, double-blind, phase 3 trials". *Lancet Oncol*, 2016. **17**(4): p. 519.

11
Delirium

O *delirium* é uma alteração aguda e geralmente reversível no nível de consciência (em geral com evolução de horas a dias), de comportamento flutuante, caracterizada por alterações concomitantes no nível de atenção, orientação, raciocínio, percepção, memória, comportamento psicomotor, emoção e/ou ciclo sono-vigília. É necessário que haja evidências de que o quadro é consequência direta de uma condição médica, efeito de uma substância tóxica, uso de determinada medicação ou mais de uma causa [1]. A presença de agitação, tremores e alucinações pode ocorrer, mas não é um aspecto essencial ao diagnóstico.

Trata-se de uma condição bastante prevalente no âmbito de cuidados paliativos, em especial na população idosa e em portadores de doenças terminais, podendo chegar a 85% em pacientes hospitalizados em fase final de vida, 70% em unidades de terapia intensiva [2] e 42% em *hospices* [3].

A presença de *delirium* exerce forte impacto negativo sobre os familiares e reduz drasticamente a capacidade de autonomia do paciente, comprometendo sobremaneira a qualidade de vida de todos os envolvidos e também seu tempo de vida [4]. Não por acaso, a presença ou não de *delirium* é incluída na maioria das ferramentas de avaliação prognóstica para pacientes com doenças graves, inclusive o Palliative Prognostic Score [5], utilizado em nossa instituição.

PRINCIPAIS FATORES DE RISCO PARA *DELIRIUM* EM CUIDADOS PALIATIVOS

Há diversas situações no cenário de cuidados paliativos que podem aumentar o risco de desenvolvimento de *delirium*. Tais situações devem ser prontamente identificadas para que medidas preventivas sejam instituídas. As principais condições de risco estão descritas no Quadro 1.

Quadro 1 – Principais condições de risco para desenvolvimento de *delirium* em cuidados paliativos

• Idade avançada	• Desidratação
• Déficit cognitivo prévio	• Desnutrição
• Uso de psicofármacos e/ou opioides	• Déficit auditivo/visual
• Uso de álcool e/ou tabagismo	• Imobilidade
• Disfunção hepática e/ou renal	• Isolamento

PRINCIPAIS CAUSAS DE *DELIRIUM* EM CUIDADOS PALIATIVOS

Deve-se levar em conta que em geral há mais de um motivo relacionado com o surgimento de *delirium* [6]. As causas mais frequentes estão relacionadas no Quadro 2.

ESTRATÉGIAS PARA PREVENÇÃO DE *DELIRIUM* EM PACIENTES DE RISCO

Sempre que identificadas situações de risco para desenvolvimento de *delirium*, faz-se necessária a implantação de estratégias preventivas, descritas no Quadro 3.

Quadro 2 – Principais causas de *delirium* em cuidados paliativos

Medicamentos/substâncias: opioides, corticosteroides, álcool, benzodiazepínicos, tabagismo, digoxina, lítio, antidepressivos
Interrupção de medicamentos/substâncias (os mesmos listados acima)
Dor mal controlada
Infecção (inclusive de SNC)
Distúrbios metabólicos: hipo ou hipercalcemia, hiponatremia, hipoglicemia, insuficiência renal, insuficiência hepática
Distúrbios psiquiátricos: depressão, ansiedade
Mudanças de ambiente (especialmente no caso de idosos)
Imobilidade
Cateteres (urinários, venosos e outros)
Contenção física
Desidratação
Hipoxia
Impactação fecal/obstrução intestinal
Retenção urinária
Privação sensorial (principalmente auditiva e visual)
Privação de sono

Quadro 3 – Ações preventivas de *delirium* em pacientes de alto risco

Revisão constante da medicação para evitar polifarmácia
Controle adequado da dor
Medidas de promoção do sono de boa qualidade
Monitoramento de desidratação e distúrbios hidroeletrolíticos
Monitoramento do *status* nutricional
Abordagem de déficits sensoriais (uso de óculos e aparelhos auditivos)
Evitar imobilidade, encorajando a mobilização precoce
Monitoramento do hábito intestinal e do débito urinário
Reorientação frequente do paciente e de seus familiares
Ajuste do ambiente (uso de calendários, relógios, objetos familiares)
Encorajar atividades estimuladoras da cognição

AVALIAÇÃO INICIAL DE PACIENTES COM ALTERAÇÃO COGNITIVA AGUDA

Avaliação clínica diagnóstica

Recomendação: o diagnóstico de *delirium* deve ser considerado na presença de alterações no nível de consciência de início agudo e curso flutuante. Mais importante que a aplicação de testes específicos é a valorização da descrição familiar sobre alterações comportamentais recentes (mesmo que durante a avaliação o paciente aparente normalidade). Outro aspecto facilmente evidenciado durante a avaliação inicial é o excesso de distração, cabendo ao examinador estar atento à linha de raciocínio do paciente e não atribuir um discurso superficial ou desorganizado a idade, demência ou fadiga. A confirmação diagnóstica pode ser feita por meio de ferramentas específicas:

- pacientes ambulatoriais ou em unidades de internação: recomendamos o teste de CAM [7, 8] e o teste EAD (MDAS) [9, 10], anexos I e III.
- pacientes em unidades de terapia intensiva: recomendamos o teste CAM-ICU [11-13], anexo II.

Nota: é comum que o exame físico completo não seja viável por falta de cooperação do paciente. Nesse caso, deve-se priorizar a busca de achados de maior relevância: sinais de infecção (febre, secreção pulmonar, hiperemia de pele, queda do estado geral), alterações neurológicas (déficit motor, alterações sensoriais, tremores), exame retal (impactação fecal), oximetria, glicemia capilar a ser realizada já no momento do exame físico (se pertinente).

Classificação do *delirium*

É importante classificar a forma de apresentação do quadro, visto que tal diferenciação pode determinar a conduta a ser tomada, além de resultar em prognósticos distintos [14]:

- Hipoativo: retardo psicomotor, letargia e diminuição da percepção do ambiente; relacionado principalmente com hipoxia, distúrbios metabólicos ou encefalopatia hepática.
- Hiperativo: agitação, hipervigilância, alucinações e ilusões; relacionado principalmente com abstinência (álcool ou drogas), intoxicação

por drogas ou efeitos adversos de medicamentos (tendência a melhor prognóstico).

- Misto: componentes de ambos os subtipos (tendência a pior prognóstico).

Exames complementares

A solicitação de quaisquer dos exames elencados a seguir deve ser precedida de avaliação dos riscos/benefícios de cada um deles, especialmente em pacientes com PPI > 6 (veja o Capítulo 1):

- análises laboratoriais para detectar anormalidades eletrolíticas e metabólicas (cálcio, albumina, função renal, sódio, potássio, glicemia, TGO, TGP); considerar necessidade de outros exames laboratoriais, de acordo com fatores de risco;
- hemograma e PCR, para avaliar a possibilidade de infecção e/ou anemia;
- urina I e urocultura, se for pertinente;
- dosagem de medicamentos (como lítio ou digoxina);
- exames toxicológicos (se forem pertinentes);
- gasometria arterial;
- função tireoidiana;
- RX do tórax (em caso de suspeita de infecção pulmonar);
- tomografia do crânio (caso haja suspeita de AVC, metástase cerebral ou neoplasia primária);
- punção liquórica lombar (em caso de suspeita de infecção no SNC).

TRATAMENTO

Princípios fundamentais da terapêutica

O manejo adequado do *delirium* requer a adoção de princípios essenciais, independentemente da causa do sintoma. Tais princípios estão descritos no Quadro 4. Considerando que os cuidados paliativos podem ser oferecidos numa grande variedade de situações, com diferentes prognósticos e objetivos, observa-se um amplo espectro de intensidade de tratamentos oferecidos, marcado por dois extremos: o niilismo terapêutico, no qual situações absolutamente reversíveis são negligenciadas, e a obstinação terapêutica, que proporciona danos e maior morbidade a pacientes no fim da vida [15]. A individualização do tratamento é a chave para resultados coerentes com cada situação.

Quadro 4 – Princípios terapêuticos fundamentais para o manejo do *delirium*

Identificar e tratar as causas reversíveis [3]
Orientar e tranquilizar o paciente e seus familiares [29-32]
Prescrever drogas apenas se for absolutamente necessário
Ajustar as doses dos medicamentos de acordo com idade, comorbidades, estado geral, gravidade do quadro e tolerância à medicação
Considerar sedação noturna apenas após o manejo de outras causas de insônia (medo, ruídos, ambiente pouco familiar, dor mal controlada, noctúria, medicações estimulantes)
Para pacientes em fim de vida, remover causas iatrogênicas (dispositivos, medicações desnecessárias etc.) e considerar risco/benefício das medidas a ser tomadas, incluindo a possibilidade de sedação paliativa

Abordagem não farmacológica

Recomendação: a abordagem não farmacológica é em geral o aspecto mais importante no manejo adequado do *delirium*, devendo ser instituída logo após o diagnóstico, independentemente da causa do sintoma [15, 16]. As principais ações não farmacológicas estão descritas no Quadro 5.

Quadro 5 – Abordagem não farmacológica do *delirium*

Adaptação ambiental (relógios, calendários, objetos familiares, iluminação adequada, redução de ruídos, evitar a entrada constante da equipe no quarto)
Presença constante de familiar ou cuidador
Retirada de dispositivos desnecessários
Retirada de contenção física, sempre que possível
Terapias integrativas que favoreçam o relaxamento e o descanso noturno
Mobilização
Correção de déficits sensoriais (visual/auditivo), se possível
Promoção da normalização do ciclo sono-vigília: mais iluminação (janelas) no período diurno, menos ruídos no período noturno

Abordagem farmacológica

A definição da estratégia farmacológica depende essencialmente da intensidade do quadro clínico, de suas características, dos aspectos clínicos relacionados ao paciente (idosos, fase final de vida, comorbidades) e do ambiente onde ele será tratado (ambulatorialmente, hospitalização ou UTI).

Pacientes ambulatoriais, com delirium leve a moderado (sem agitação significativa)

Tratamento de primeira linha

Recomendação: haloperidol 1-2 mg por via oral a cada 8 a 12 horas no primeiro dia, reduzindo-se a dose para 50% do utilizado a partir do dia seguinte (se os sintomas estiverem controlados).

Nota: o **haloperidol** pode aumentar o risco de efeitos extrapiramidais (parkinsonismo, distonia, acatisia). A dose máxima preconizada para o **haloperidol** é de 2,5 mg a cada 6 horas.

Dica: para idosos, reduzir a dose para 0,25-0,5 mg. No caso de *delirium* hipoativo, as doses necessárias para o controle do quadro tendem a ser mais baixas que para *delirium* hiperativo.

Tratamento de segunda linha

Recomendação: antipsicóticos de segunda geração, como **olanzapina** 2,5-5 mg por via oral a cada 12 a 24 horas, **risperidona** 0,5-1 mg por via oral a cada 12 a 24 horas ou **quetiapina** 25-200 mg por via oral a cada 12 a 24 horas [17-23].

Nota: todos os antipsicóticos de segunda geração aumentam o risco de ganho de peso e síndrome metabólica. A **olanzapina** aumenta o risco de sedação, e sua dose não deve ser superior a 30 mg/24h. A **risperidona** aumenta o risco de efeitos extrapiramidais se utilizada em doses superiores a 6 mg/24h (em geral não se devem utilizar doses acima de 4 mg/24h) [24]. A **quetiapina** aumenta o risco de sedação e hipotensão ortostática. Sua dose efetiva em geral fica entre 40-100 mg/24h [25-27].

Dica: no caso de pacientes idosos, favorecemos o uso da **risperidona** devido ao seu perfil de toxicidade.

Pacientes hospitalizados, com delirium leve a moderado

Tratamento de primeira linha

Recomendação: seguir a mesma recomendação descrita para pacientes ambulatoriais. No entanto, nesse cenário há a opção de utilizar o **haloperidol** por hipodermóclise, na dose de 1-2 mg a cada 6 a 12 horas.

Nota: o **haloperidol** por via endovenosa não deve ser utilizado fora do ambiente de UTI, com monitoramento cardíaco, devido ao risco de arritmias [28]. A dose máxima preconizada por hipodermóclise é de até 5 mg/24h.

Dica: a biodisponibilidade do **haloperidol** por via oral varia de 45% a 75% das vias parenterais. Ao transicionar a via oral para subcutânea, deve-se reduzir sua dose pela metade.

Tratamento de segunda linha

Recomendação: seguir a mesma recomendação descrita para pacientes ambulatoriais com *delirium* leve a moderado.

Pacientes hospitalizados, com delirium severo (agitação significativa)

Tratamento de primeira linha

Recomendação: haloperidol 1,5-3 mg por via hipodermóclise a cada 2 a 4 horas (pode ser administrado até a cada 30 minutos, até a estabilização do quadro).

Nota: o **haloperidol** por via endovenosa não deve ser utilizado fora do ambiente de UTI com monitoramento cardíaco devido ao risco de arritmias [28]. No contexto de fase final de vida, no entanto, essa possibilidade pode ser discutida entre os membros da equipe de saúde assistente, considerando-se o princípio do duplo efeito, no qual os benefícios da estratégia superam seus riscos.

Tratamento de segunda linha

Recomendação: antipsicóticos de segunda geração, como **olanzapina** 2,5-7,5 mg por via oral a cada 2 a 4 horas (máximo de 30 mg ao dia). Uma opção para pacientes sem possibilidade de receber medicações por via oral é a **clorpromazina,** na dose de 12,5-100 mg por via hipodermóclise ou endovenosa a cada 4-6 horas. Pode-se também associar benzodiazepínicos, como **lorazepam** 0,5-1,0 mg por via oral a cada 4 horas.

Nota: a **clorpromazina** tem efeito mais sedativo que o **haloperidol,** podendo ser utilizada como primeira escolha para pacientes muito agitados, mas deve-se atentar para o maior risco de hipotensão postural.

Situações especiais

Pacientes com delirium por abstinência de álcool ou nicotina

Recomendação: benzodiazepínicos, associados ou não a **haloperidol,** como primeira opção de tratamento. Recomendamos **lorazepam** 0,5-1,0 mg por via oral a cada 4 horas.

Pacientes hospitalizados em unidade de terapia intensiva

Recomendação: pode ser considerado o uso de **dexmedetomidina** (Precedex) em casos de *delirium* hiperativo na UTI como alternativa ao **haloperidol,** particularmente em pacientes hiperadrenérgicos e em síndrome de abstinência. A dose convencional varia de 0,1 a 0,7 mcg/kg/hora.

Nota: sugerimos que não seja usada dose de ataque. Não pode ser feito *bolus* do medicamento. Os principais efeitos adversos são bradicardia e hipotensão.

Dica: em casos de agitação extrema, perigosa e com atitude agressiva do paciente, pode ser necessária a sedação de emergência para evitar dano físico ao paciente e à equipe multiprofissional. Ela pode ser realizada com qualquer sedativo convencional em dose baixa (exemplos: **propofol** 10 mg por via oral, **midazolam** 1 mg por via endovenosa etc.) e titulado para promover sedação leve até que os medicamentos específicos possam ser administrados e obtenha-se o efeito desejado.

REAVALIAÇÃO

Recomendação: realizar monitoramento dos resultados por meio da reavaliação clínica a cada 60 minutos (em caso de *delirium* hiperativo) ou a cada 8 horas (no caso de *delirium* hipoativo) até a estabilização do quadro. O teste EAD deve ser reaplicado a cada 24 horas até a resolução completa dos sintomas. Em pacientes internados na UTI, a reavaliação deve ser feita pela aplicação do CAM-ICU a cada 8 a 24 horas, até a resolução do quadro.

Nota: ao reavaliar o paciente com *delirium*, deve-se ter em mente os objetivos a ser alcançados (controle adequado do sintoma, redução do sofrimento do paciente e de seus familiares, alívio da carga emocional dos cuidadores e melhora da qualidade de vida).

SEDAÇÃO PALIATIVA

A sedação paliativa pode ser necessária para o alívio de sintomas em pacientes refratários às medidas aqui descritas (veja o Capítulo 15).

REFERÊNCIAS

1. American Psychiatric Association. *Diagnostic and Statistical Manual*. 5. ed. Washington: American Psychiatric Association Press, 2013.
2. McNicoll, L. *et al.* "Delirium in the intensive care unit: occurrence and clinical course in older patients". *J Am Geriatr Soc*, 2003. **51**(5).
3. Lawlor, P. *et al.* "Occurrence, causes, and outcome of delirium in patients with advanced cancer: a prospective study". *Arch Intern Med*, 2000. **160**(6).
4. Caraceni, A. *et al.* "Impact of *delirium* on the short term prognosis of advanced cancer patients". *Cancer*, 2000. **89**: p. 1145-49.
5. Glare, P.; Eychmueller, S.; Virik, K. "The use of the palliative prognostic score in patients with diagnoses other than cancer". *J Pain Symptom Manage*, 2003. **26**: p. 883-85.
6. Francis, J. "Drug-induced delirium: diagnosis and treatment". *CNS Drugs*, 1996. 5.
7. Inouye, S. *et al.* "Clarifying confusion: the confusion assessment method. A new method for detection of delirium". *Ann Intern Med*, 1990. **113**(2): p. 941-48.
8. Fabbri, R. *et al.* "Validação e confiabilidade da versão em língua portuguesa do confusion assessment method (CAM) para detecção de delirium no idoso". *Arq Neuro-Psiquiatr*, 2001. 59(2A): p. 175-79.
9. Breitbart, W. *et al.* "The memorial delirium assessment scale". *J Pain Symptom Manage*, 1997. **13**(3): p. 128-37.
10. Crovador, C. "Tradução e validação da versão brasileira do 'Memorial *Delirium* Assessment Scale' em pacientes com câncer avançado". Barretos: Fundação Pio XII/Hospital do Câncer de Barretos, 2014.

11. Ely, E. *et al.* "Delirium in mechanically ventilated patients: validity and reliability of the confusion assessment method for the intensive care unit (CAM-ICU)". *JAMA*, 2001. **21**: p. 2703.
12. Mitasova, A. *et al.* "Poststroke delirium incidence and outcomes: validation of the Confusion Assessment Method for the Intensive Care Unit (CAM-ICU)". *Crit Care Med*, 2012. **40**(2).
13. Gusmão-Flores, D. *et al.* "The validity and reliability of the Portuguese versions of three tools used to diagnose delirium in critically ill patients". *Clinics*, 2011. **66**(11): p. 1917-22.
14. Stagno, D; Gibson, C.; Breitbart, W. "The delirium subtypes: a review of prevalence, phenomenology, patophysiology, and treatment response". *Palliat Support Care*, 2004. **2**(2): p. 171-79.
15. Bush, S. *et al.* "Treating an established episode of delirium in palliative care: expert opinion and review of the current evidence base with recommendations for future development". *J Pain Symptom Manage*, 2014. **48**(2): p. 231-48.
16. Inouye, S. "Delirium in older persons". *N Engl J Med*, 2006. **354**: p. 1157-65.
17. Grover, S. *et al.* "Comparative efficacy study of haloperidol, olanzapine and risperidone in delirium". *Journal of Psychosomatic Research*, 2011. **71**: p. 277-81.
18. Maneeton, B. *et al.* "Quetiapine versus haloperidol in the treatment of delirium: a double-blind, randomized, controlled trial". *Drug Design, Development Therapy*, 2013. 7(657-667): p. 657.
19. Devlin, J. *et al.* "Efficacy and safety of quetiapine in critically ill patients with delirium: a prospective, multicenter, randomized, double-blind, placebo-controlled pilot study. *Crit Care Med*, 2010. **38**: p. 419-27.
20. Grover, S.; Mattoo, S.; Gupta, N. "Usefulness of atypical antipsychotics and choline esterase inhibitors in delirium: a review". *Pharmacopsychiatry*, 2011. **44**(2): p. 43-54.
21. Maher, A. *et al.* "Efficacy and comparative effectiveness of atypical antipsychotic medications for off-label uses in adults: a systematic review and meta-analysis". *JAMA*, 2011. **306**: p. 1359-69.
22. Passik, S.; Cooper, M. "Complicated delirium in cancer patients successfully treated with olanzapine". *Journal of Pain and Symptom Management*, 1999. **17**: p. 119-23.
23. Meehan, K. "Comparison of rapidly acting intramuscular olanzapine, lorazepam, and placebo: a double-blind, randomized study in acutely agitated patients with dementia". *Neuropsychopharmacology*, 2002. **26**: p. 494-504.
24. Taylor, D. *Delirium – The Maudsley prescribing guidelines in psychiatry*. 2. ed. Londres: Wiley-Blackwell, 2012.
25. Yalug, I. *et al.* "Quetiapine may be associated with new-onset seizures in patients with seizurogenic conditions". *Journal of Neuropsychiatry and Clinical Neurosciences*, 2007. **19**: p. 341-42.
26. Tahir, T. *et al.* "A randomized controlled trial of quetiapine versus placebo in the treatment of delirium". *Journal of Psychosomatic Research*, 2010. **69**: p. 485-90.
27. Maneeton, B. *et al.* "An open-label study of quetiapine for delirium". *Journal of the Medical Association of Thailand*, 2007. **90**: p. 2158-63.
28. U. S. Food and Drug Administration. "Information for healthcare professionals: haloperidol (marketed as Haldol, Haldol Decanoate and Haldol Lactate)". 2013.

ANEXO I – CONFUSION METHOD ASSESSMENT (CAM), validado para a língua portuguesa

Versão em português do *Confusion Assessment Method* (CAM) (presença dos 3 itens do primeiro bloco + 1 ou 2 itens do segundo bloco sugere *delirium*)		
1	1. Início agudo e curso flutuante	
	Há evidência de mudança aguda do estado mental de base do paciente?	
	Esse comportamento (anormal) variou durante o dia, isto é, tendeu a surgir e a desaparecer ou aumentar e diminuir de gravidade?	
	2. Distúrbio de atenção	
	O paciente teve dificuldade de focar a atenção, isto é, distraiu-se facilmente ou teve dificuldade de acompanhar o que estava sendo dito?	
2	3. Pensamento desorganizado	
	O pensamento do paciente era desorganizado ou incoerente, com conversação dispersiva ou irrelevante, fluxo de ideias pouco claro ou ilógico ou mudança imprevisível de assunto?	
	4. Alteração do nível de consciência	
	O paciente encontra-se hiperalerta (hipersensível a estímulos ambientais, assustando-se facilmente), letárgico, em estupor ou coma?	

ANEXO II – CONFUSION METHOD ASSESSMENT-INTENSIVE CARE UNIT (CAM-ICU), validado para a língua portuguesa

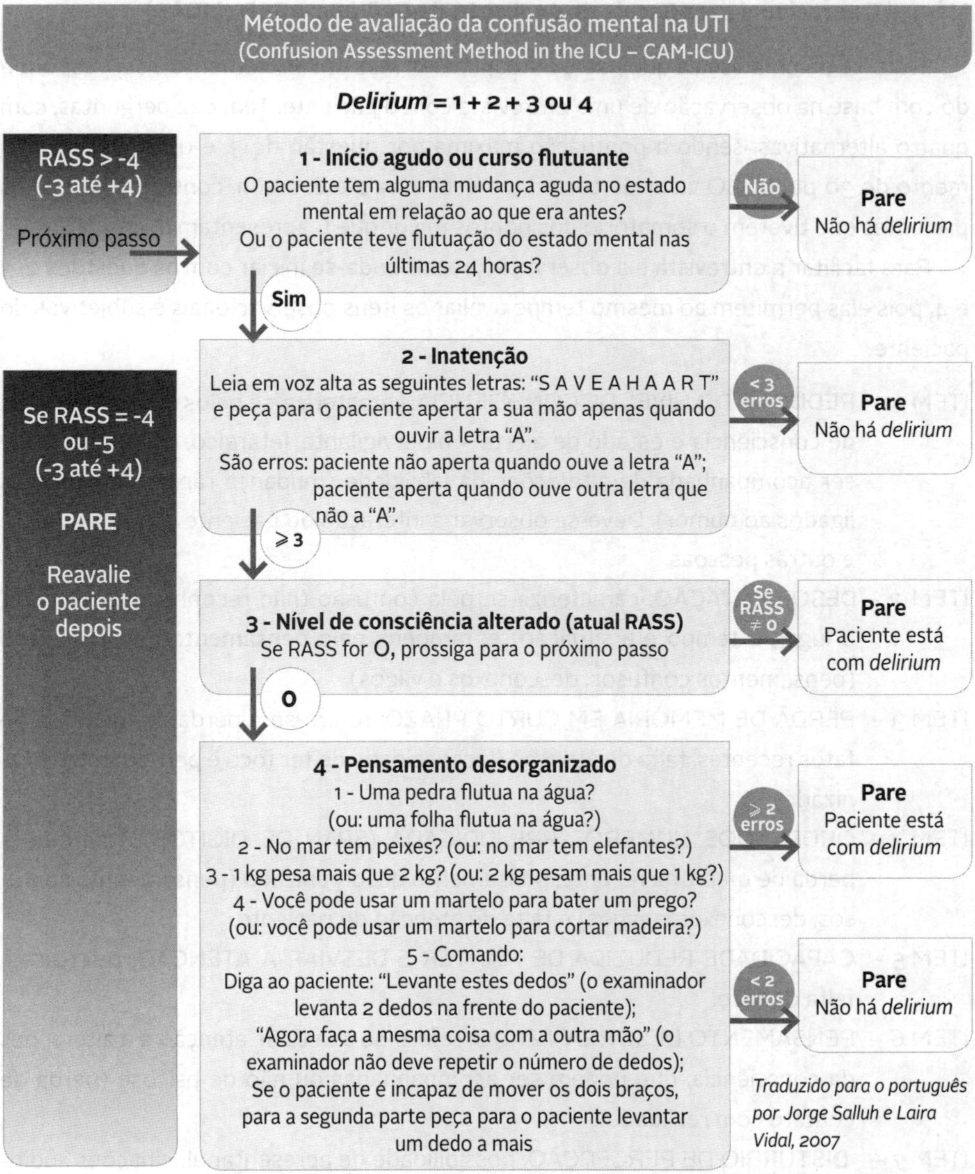

ANEXO III – *MEMORIAL DELIRIUM ASSESSMENT SCALE* (MDAS), versão em língua portuguesa

Manual Operacional para Escala de Avaliação de *Delirium* – EAD (MDAS)

Trata-se de uma escala que não é autoaplicável, mas um instrumento a ser respondido com base na observação de uma entrevista com o paciente. Tem dez perguntas, com quatro alternativas, sendo a pontuação máxima por questão de 3, e o total do instrumento de 30 pontos. O valor de corte para esta escala é 6; assim, considera-se que os pacientes que tiverem o somatório dos pontos maior que 6 apresentam *delirium*.

Para facilitar a entrevista e a observação, recomenda-se iniciar com as questões 2, 3 e 4, pois elas permitem ao mesmo tempo avaliar os itens observacionais e subjetivos do paciente.

ITEM 1 – REDUÇÃO DO NÍVEL DE CONSCIÊNCIA: caracteriza-se pelos diferentes níveis de consciência e estado de alerta – hipervigilante, letárgico, comatoso. Pode ser acompanhada de alterações da labilidade (mudança rápida de sintomas ligados ao humor). Deve-se observar a interação do paciente com o ambiente e outras pessoas.

ITEM 2 – DESORIENTAÇÃO: caracteriza-se pela confusão (não reconhece as pessoas, o lugar, o tempo e a situação) e, também, pelo pensamento desorganizado (pensamentos confusos, desconexos e vagos).

ITEM 3 – PERDA DE MEMÓRIA EM CURTO PRAZO: refere-se à perda de memória de fatos recentes, falta de atenção (incapacidade de ter foco e pensamento organizado).

ITEM 4 – ORDEM DOS NÚMEROS PREJUDICADA (SPAN DE DÍGITOS): refere-se a perda de memória recente, pensamento desorganizado (pensamentos confusos, desconexos e vagos) e falta de atenção do paciente.

ITEM 5 – CAPACIDADE REDUZIDA DE MANTER E DESVIAR A ATENÇÃO: refere-se à falta de foco.

ITEM 6 – PENSAMENTO DESORGANIZADO: refere-se à falta de atenção e a alterações da consciência, que podem ser acompanhadas ou não de psicose (perda de contato com realidade).

ITEM 7 – DISTÚRBIO DE PERCEPÇÃO: possibilidade de apresentar alucinações auditivas e/ou visuais (percepção de objetos ou de situações inexistentes).

ITEM 8 – DELÍRIOS: definidos por fixa e falsa crença, julgamento errôneo que não se modifica e pode se apresentar como persecutório, de referência e/ou de grandiosidade.

ITEM 9 – DIMINUIÇÃO OU AUMENTO DA ATIVIDADE PSICOMOTORA: apresenta-se por agitação psicomotora que pode ser incontrolável, excessiva, sem intenção cognitiva ou atividade motora.

ITEM 10 – DISTÚRBIO DO CICLO SONO-VIGÍLIA: alteração com início agudo que varia de minutos a dias, oscilando ao longo do tempo. Essa variação pode ser crescente ou decrescente e sofrer alterações de intensidade e rapidez.

Escala de Avaliação de *Delirium* – EAD (MDAS)

INSTRUÇÕES: pontue a gravidade dos seguintes sintomas de *delirium* baseado na interação atual com o paciente e na avaliação do seu comportamento e/ou experiências nas últimas horas (como indicado em cada item).

ITEM 1 – REDUÇÃO DO NÍVEL DE CONSCIÊNCIA: pontue o nível de consciência atual do paciente e sua interação com o ambiente (entrevistador, outras pessoas/objetos do quarto; por exemplo, solicite ao paciente que descreva o ambiente ao seu redor).

☐ 0. Nenhuma (paciente espontaneamente consciente do ambiente e interagindo de modo adequado).

☐ 1. Leve (paciente não observa ou não reconhece alguns elementos do ambiente, não interage de forma espontânea e adequada com o entrevistador; torna-se completamente consciente e interativo quando muito estimulado; a entrevista é prolongada, mas não seriamente interrompida).

☐ 2. Moderada (paciente não observa ou não reconhece alguns ou todos os elementos no ambiente, não interage espontaneamente com o entrevistador; apresenta alterações de consciência e interage mal quando estimulado de forma intensa; a entrevista é prolongada, mas não seriamente interrompida).

☐ 3. Grave (paciente não reconhece todos os elementos no ambiente; não interagindo de forma espontânea ou consciente com o entrevistador, de modo que a entrevista é difícil ou até impossível, mesmo com estímulo intenso).

ITEM 2 – DESORIENTAÇÃO: pontue o estado atual do paciente perguntando sobre os dez itens seguintes de orientação: dia, mês, ano, dia da semana, estação do ano, nome do hospital, andar do hospital, cidade, estado, país.

☐ 0. Nenhuma (paciente acerta 9-10 itens).

☐ 1. Leve (paciente acerta 7-8 itens).

☐ 2. Moderada (paciente acerta 5-6 itens).

☐ 3. Grave (paciente não acerta mais do que 4 itens).

ITEM 3 – PERDA DE MEMÓRIA EM CURTO PRAZO: pontue o estado atual do paciente usando a repetição e a recordação tardia de três palavras não relacionadas entre si (paciente deve repeti-las imediatamente e recordá-las cinco minutos depois, após alguma tarefa de intervenção). Use combinações de três diferentes palavras para avaliações sucessivas (por exemplo: maçã, mesa e amanhã; céu, charuto e justiça etc).

☐ 0. Nenhuma (todas as 3 palavras repetidas e recordadas).

☐ 1. Leve (todas as 3 repetidas, paciente falha em recordar 1).

☐ 2. Moderada (todas as 3 repetidas, paciente falha em recordar 2-3).

☐ 3. Grave (paciente falha em repetir todas as palavras).

ITEM 4 – ORDEM DOS NÚMEROS PREJUDICADA (SPAN DE DÍGITOS): pontue o desempenho atual do paciente pedindo-lhe que repita três, quatro e, em seguida, cinco números não sequenciais (de 0 a 9) para a frente. Se o paciente for bem-sucedido, solicite que fale de trás para a frente uma sequência de três números e depois de quatro números diferentes.

☐ 0. Nenhuma (paciente consegue repetir pelo menos 5 números para a frente e 4 para trás).

☐ 1. Leve (paciente consegue repetir pelo menos 5 números para a frente e 3 para trás).

☐ 2. Moderada (paciente consegue repetir 4-5 números para a frente e não consegue 3 para trás).

☐ 3. Grave (paciente não consegue repetir mais do que 3 números para a frente).

ITEM 5 – CAPACIDADE REDUZIDA DE MANTER E DESVIAR A ATENÇÃO: conforme observado durante a entrevista, as perguntas precisam ser reformuladas e/ou repetidas porque o paciente desvia a atenção, perde o contato, é distraído por estímulos externos ou concentra- se em outra tarefa.

☐ 0. Nenhuma (nenhuma das alternativas acima; paciente mantém e desvia a atenção normalmente).

☐ 1. Leve (problemas de atenção ocorrem uma ou duas vezes, sem prolongar a entrevista).

☐ 2. Moderada (problemas de atenção ocorrem com frequência, prolongando a entrevista, sem interrompê-la seriamente).

☐ 3. Grave (problemas de atenção ocorrem constantemente, interrompendo a entrevista e tornando-a difícil ou até impossível).

ITEM 6 – PENSAMENTO DESORGANIZADO: como observado durante a entrevista pela fala incoerente, irrelevante ou pelo raciocínio falho, tangencial e circunstancial.

Faça ao paciente uma pergunta um pouco complexa (por exemplo, "Descreva sua atual condição de saúde").

☐ 0. Nenhum (o discurso do paciente é coerente e direcionado aos objetivos).

☐ 1. Leve (o discurso do paciente prossegue com dificuldade, as respostas às perguntas perdem um pouco da objetividade, mas não o bastante para prolongar a entrevista).

☐ 2. Moderado (pensamentos ou falas desorganizadas estão claramente presentes, de tal forma que a entrevista se prolonga, mas não é interrompida).

☐ 3. Grave (o exame é muito difícil ou impossível, devido à fala ou ao pensamento desorganizado).

ITEM 7 – DISTÚRBIO DE PERCEPÇÃO: equívocos, ilusões, alucinações deduzidas com base em comportamento inadequado durante a entrevista ou notado pelo paciente, bem como por equipe de enfermagem/família/anotações no prontuário das últimas horas ou do tempo desde a última avaliação clínica.

☐ 0. Nenhum (nenhum equívoco, ilusões ou alucinações).

☐ 1. Leve (equívocos ou ilusões relacionadas com o sono, alucinações fugazes em 1-2 ocasiões, sem comportamento inapropriado).

☐ 2. Moderado (alucinações ou ilusões frequentes em várias ocasiões, com comportamento inapropriado mínimo que não interrompe a entrevista).

☐ 3. Grave (ilusões frequentes ou intensas, alucinações com comportamento inapropriado persistente, que perturbam a entrevista ou interferem na assistência médica).

ITEM 8 – DELÍRIOS: pontue os delírios deduzidos por um comportamento inadequado durante a entrevista ou notado pelo paciente, bem como observado por equipe de enfermagem/família/prontuário do paciente nas últimas horas ou desde a última avaliação clínica.

☐ 0. Nenhum (nenhuma evidência de interpretações equivocadas ou delírios).

☐ 1. Leve (interpretação equivocada ou desconfiança, sem a presença clara de delírios).

☐ 2. Moderado (delírios relatados pelo paciente ou evidenciados pelo comportamento, mas que não interrompem de forma séria a entrevista nem interferem nos cuidados médicos).

☐ 3. Grave (delírios persistentes e/ou intensos, resultando em comportamento inadequado, interrompendo a entrevista ou interferindo seriamente nos cuidados médicos).

ITEM 9 – DIMINUIÇÃO OU AUMENTO DA ATIVIDADE PSICOMOTORA: pontue a atividade psicomotora durante as últimas horas, assim como durante a entrevista, circulando (a) para hipoativo, (b) para hiperativo ou (c) quando ambas as condições estão presentes.

☐ 0. Nenhuma (atividade psicomotora normal).

☐ a b c 1. Leve (hipoatividade dificilmente notável, expressada como ligeira desaceleração do movimento. Hiperatividade dificilmente percebida ou aparece apenas como simples inquietação).

☐ a b c 2. Moderada (a hipoatividade é inegável, com redução acentuada do número de movimentos ou lentidão acentuada do movimento; o paciente quase não se move nem fala espontaneamente. A hiperatividade é inegável, o paciente se move quase constantemente. Em ambos os casos, o exame é prolongado em consequência desses sintomas).

☐ a b c 3. Grave (a hipoatividade é grave, o paciente não se move, não fala sem estímulo ou está catatônico. A hiperatividade é grave, o paciente está constantemente em movimento, reage exageradamente aos estímulos, requer vigilância e/ou restrição; chegar ao fim do exame é difícil ou impossível).

ITEM 10 – DISTÚRBIO DO CICLO SONO-VIGÍLIA: pontue a capacidade do paciente tanto para dormir quanto para ficar acordado nos momentos adequados. Utilize a observação direta durante a entrevista, assim como os relatórios da equipe de enfermagem, de familiares, do paciente ou do prontuário que descrevam perturbações do ciclo sono-vigília nas últimas horas ou desde o último exame. Use as observações da noite anterior apenas para as avaliações da manhã.

☐ 0. Nenhum (dorme bem à noite; durante o dia, não tem problemas para ficar acordado).

☐ 1. Leve (alteração leve do sono e do estado de vigília: à noite, dificuldade de adormecer ou despertar transitório noturno, necessita de medicação para dormir bem; durante o dia, relata períodos de sonolência ou, durante a entrevista, se mostra sonolento, mas pode, com facilidade, ser despertado por completo).

☐ 2. Moderado (alteração moderada do sono e do estado de vigília: à noite, despertar noturno repetido e prolongado; durante o dia, relatos frequentes e prolongados de cochilos ou, durante a entrevista, só pode ser despertado com estímulos fortes).

☐ 3. Grave (alteração grave do sono e do estado de vigília: à noite, insônia; durante o dia, o paciente passa a maior parte do tempo dormindo ou, durante a entrevista, não pode ser despertado por nenhum estímulo).

12
Transtornos psiquiátricos em cuidados paliativos

Pacientes com doenças avançadas frequentemente apresentam sofrimento psicológico, o qual é natural e esperado em situações de confronto com a própria finitude. No entanto, é necessário diferenciar uma reação normal e apropriada ao processo de terminalidade de distúrbios psiquiátricos mais sérios, como a depressão e a ansiedade. Há de se considerar que o sofrimento nesse contexto de tratamento poderá gerar transtorno adaptativo – que, embora não preencha critérios diagnósticos de quadros de ansiedade ou depressão, merece atenção especial para que estas não se manifestem.

As síndromes depressivas são transtornos comuns em cuidados paliativos, embora quase sempre subdiagnosticadas e subtratadas. Os quadros depressivos são amplamente associados a pior qualidade de vida, maior dificuldade no manejo da doença, comprometimento da adesão ao tratamento e admissões mais precoces a hospitais ou *hospices* [1, 2]. Além disso, a depressão compromete a capacidade de sentir prazer, elaborar significados e conexões emocionais e trabalhar o processo de despedida, além de amplificar sintomas como a dor e causar sofrimento à família e aos amigos. A presença de ideação suicida e o risco de suicídio também aumentam substancialmente em pacientes com depressão [3-5]. A prevalência de síndromes depressivas em cuidados paliativos gira em torno de 25-30%, sendo encontrada em praticamente todos os diagnósticos (principalmente em casos avançados e com maior comprometimento funcional).

Os sintomas de ansiedade, embora muito frequentes no cenário de cuidados paliativos, não estão presentes em todos os pacientes com doenças avançadas, podendo ser identificados em cerca de metade dos casos. Mesmo quando presentes, nem sempre requerem tratamento específico, configurando transtorno de ansiedade em apenas 10% dos casos, de acordo com os critérios estabelecidos pelo *Manual diagnóstico e estatístico de transtornos mentais* (DSM-5)[6]. No entanto, níveis persistentemente altos de ansiedade não são benéficos para a adaptação do paciente à realidade e devem ser identificados e abordados pela equipe de saúde.

BUSCA ATIVA DE DEPRESSÃO E/OU ANSIEDADE EM CUIDADOS PALIATIVOS

Recomendação: todos os pacientes em cuidados paliativos devem ser avaliados quanto à ocorrência de depressão e/ou ansiedade, sobretudo quando há fatores de risco (Quadro 1). Recomendamos a aplicação da ferramenta *Patient Health Questionnaire – 4* (PHQ-4) para a triagem de todos os pacientes (Quadro 2). Caso haja indícios de depressão e/ou ansiedade, prosseguir com as ferramentas diagnósticas descritas para cada situação específica.

Nota: consideramos também aceitável a utilização da ferramenta HADS, desenhada e validada para uso hospitalar [8, 9], disponível em <http://www.reuma.pt/docs/HADS_PT.pdf>.

Quadro 1 – Fatores de risco para síndromes depressivas em cuidados paliativos [10]

Idade (pacientes mais jovens têm maior risco)
História prévia de depressão
Sintomas mal controlados (principalmente dor)
Fatores relacionados com a doença de base (câncer de pâncreas ou cabeça e pescoço têm maior risco, bem como tumores no sistema nervoso central ou com complicações metabólicas, como hipercalcemia e hipercortisolismo)
Uso crônico de medicamentos como corticosteroides, vincristina, vimblastina, asparaginase, interferon e tamoxifeno
Sofrimento existencial intenso

Quadro 2. Ferramenta PHQ-4 para rastreio de depressão em pacientes em cuidados paliativos [11]

DURANTE AS ÚLTIMAS DUAS SEMANAS, COM QUE FREQUÊNCIA VOCÊ FOI INCOMODADO(A) POR QUALQUER DOS PROBLEMAS ABAIXO?				
	Nenhuma vez	Vários dias	Em mais da metade dos dias	Quase todos os dias
Sentir-se nervoso(a), ansioso(a) ou muito tenso(a)	0	1	2	3
Não ser capaz de impedir ou de controlar as preocupações	0	1	2	3
Se sentir "para baixo", deprimido(a) ou sem perspectiva	0	1	2	3
Pouco interesse ou prazer em fazer as coisas	0	1	2	3
Se a soma for igual ou superior a 3 para as duas primeiras perguntas, é provável que haja ansiedade. Se a soma for igual ou superior a 3 para as duas últimas questões, é provável que haja depressão.				

DEPRESSÃO

A depressão pode ser caracterizada pela presença de humor deprimido, diminuição do interesse e do prazer (anedonia), distúrbios do apetite e do sono, agitação ou retardo psicomotor, diminuição da capacidade de concentração, perda de energia, sentimento de inutilidade, culpa, desesperança e/ou desamparo, e pensamentos sobre a morte persistentes por pelo menos duas semanas. Pode ser distinguida de processos de luto porque estes têm relação clara com perdas específicas (funcionais, emocionais, financeiras etc.) e há preservação da capacidade de sentir prazer e de fazer planos para o futuro, além de ocorrer de forma menos contínua que a depressão ("em ondas") [7].

Diagnóstico

Recomendação: caso a PHQ-4 indique a possibilidade de depressão, aplicar a ferramenta *Patient Health Questionnaire – 9* (PHQ-9), descrita no Quadro 3. Após a determinação da pontuação final, caso o resultado seja igual ou superior a 8, pesquisar os fatores de risco para depressão (história prévia de depressão com ou sem tratamento; histórico familiar de depressão; histórico de outros transtornos psiquiátricos; presença de doença recorrente, avançada ou progressiva; ausência de parceiro(a); situação socioeconômica desfavorável; sexo feminino). O diagnóstico definitivo de depressão deve ser feito de acordo com os critérios preconizados pelo DSM-5[6].

Nota 1: pacientes nos quais seja identificado risco de dano a si próprio ou a outrem devem ser emergencialmente encaminhados para avaliação psiquiátrica especializada.

Nota 2: em contexto de cuidados paliativos, é de extrema importância a diferenciação do quadro depressivo das reações de adaptação e de luto, quando congruentes com a situação.

Nota 3: levar em consideração, para diagnóstico diferencial, a presença de *delirium*, demências ou alterações de consciência devido a causas orgânicas e medicamentosas.

Tratamento

O controle adequado dos sintomas – sobretudo dor – deve ser o primeiro passo, bem como a resolução de possíveis causas de depressão (medicamentos ou distúrbios metabólicos). Caso os sintomas depressivos persistam ou os sintomas sejam intensos, deve-se associar tratamento específico.

Tratamento não farmacológico

Recomendação: a intervenção psicológica deve ser oferecida a todos os pacientes com diagnóstico de depressão moderada ou intensa. A **psicoterapia de apoio** baseia-se na relação de confiança entre paciente e psicoterapeuta, promovendo mecanismos de adaptação às perdas e minimizando reações psicológicas adversas – como medo, vergonha ou autoaversão [14]. As terapias cognitivo-comportamentais têm foco em pensamentos distorcidos que afetam adversamente o humor, modificando funcionalmente tais pensamentos e promovendo novas estratégias para lidar com as perdas. As **psicoterapias existenciais** (como a **terapia da dignidade,** a **psicoterapia centrada no significado** ou a **revisão terapêutica da vida**) podem ser boas opções para pacientes com

Quadro 3 – Ferramenta PHQ-9 para avaliação de depressão*[12, 13]

DURANTE AS ÚLTIMAS DUAS SEMANAS, COM QUE FREQUÊNCIA VOCÊ FOI INCOMODADO(A) POR QUALQUER DOS PROBLEMAS ABAIXO?				
	Nenhuma vez	Vários dias	Mais da metade dos dias	Quase todos os dias
Pouco interesse ou prazer em fazer as coisas	0	1	2	3
Se sentir "para baixo", deprimido(a) ou sem perspectiva	0	1	2	3
Dificuldade de pegar no sono ou de permanecer dormindo, ou dormir mais que de costume	0	1	2	3
Se sentir cansado(a) ou com pouca energia	0	1	2	3
Falta ou excesso de apetite	0	1	2	3
Se sentir mal consigo mesmo(a) ou achar que você é um fracasso ou que decepcionou sua família ou a si mesmo(a)	0	1	2	3
Dificuldade de se concentrar nas coisas, como ler jornal ou ver televisão	0	1	2	3
Lentidão para se movimentar ou falar, a ponto de outras pessoas perceberem – ou o oposto: estar tão agitado(a) ou irrequieto(a) que fica andando de um lado para o outro muito mais que o de costume	0	1	2	3
Pensar em se ferir de alguma maneira ou que seria melhor estar morto(a)	0	1	2	3
Pontuação final:	-	___ +	___ +	___
Se pontuação final está entre 1 e 7, é improvável que haja depressão. Se pontuação final está entre 8 e 14, há provável depressão moderada. Se pontuação final está entre 15 e 19, há provável depressão moderada a intensa. Se pontuação final está entre 20 e 27, há provável depressão intensa.				
Se você assinalou qualquer um dos problemas, indique o grau de dificuldade que este lhe causa para realizar seu trabalho, tomar conta das coisas em casa ou se relacionar com as pessoas.	Nenhuma dificuldade	Alguma dificuldade	Muita dificuldade	Extrema dificuldade

* Teste disponível em: <https://www.phqscreeners.com/sites/g/files/g10049256/f/201412/PHQ9_Portuguese%20for%20Brazil.pdf>.

doenças avançadas que precisam enfrentar diariamente decisões que impactam diretamente sua qualidade de vida, pois os auxiliam a definir o significado de sua vida e, consequentemente, suas prioridades [15-18]. As **terapias psicossociais de grupo** podem ser especialmente úteis em pacientes com depressão moderada.

Tratamento farmacológico

Recomendações: iniciar tratamento medicamentoso antidepressivo para pacientes com sintomas intensos ou que não melhoram com as abordagens não farmacológicas [19]. Não há evidências suficientes para a recomendação de uma categoria específica de antidepressivos como primeira linha de tratamento, devendo-se considerar os riscos e benefícios de cada classe e confrontá-los com a situação clínica e as expectativas do paciente (Quadro 4) [20, 21].

Quadro 4 – Antidepressivos mais utilizados para o tratamento da depressão em cuidados paliativos [19, 22-24]

<table>
<tr><th>DROGA</th><th>DOSE INICIAL</th><th>DOSE SUGERIDA</th><th>INDICAÇÕES</th><th>TOXICIDADE</th></tr>
<tr><td colspan="5">Psicoestimulantes</td></tr>
<tr><td>Metilfenidato</td><td>2,5 mg por via oral cedo e à noite</td><td>5-10 mg por via oral cedo e à noite</td><td rowspan="2">Pacientes com expectativa de vida de semanas a poucos meses e/ou que necessitem de alívio rápido de sintomas (início de ação em 24-48 h)</td><td rowspan="2">• insônia
• agitação
• palpitações
• hipertensão arterial
• anorexia
• boca seca</td></tr>
<tr><td>Modafinil</td><td>100 mg por via oral cedo</td><td>200 mg por via oral cedo</td></tr>
<tr><td colspan="5">Inibidores seletivos da recaptação da serotonina (SSRIs)</td></tr>
<tr><td>Citalopram</td><td>10 mg por via oral ao dia</td><td>20-40 mg por via oral ao dia</td><td rowspan="2">• efetivos para ansiedade
• pouco sedativos, com baixo risco de transtornos do sono ou impacto na função sexual</td><td>• prolongamento do intervalo QT
• pode causar discretos sintomas de abstinência quando descontinuado rapidamente</td></tr>
<tr><td>Escitalopram</td><td>5 mg por via oral ao dia</td><td>10-20 mg por via oral ao dia</td><td>• pode causar discretos sintomas de abstinência quando descontinuado rapidamente</td></tr>
<tr><td>Sertralina</td><td>25 mg por via oral ao dia</td><td>50-100 mg por via oral ao dia</td><td>• não sedativo
• baixo risco de insônia</td><td>• diarreia
• pode causar discretos sintomas de abstinência quando descontinuado rapidamente</td></tr>
</table>

→

→

DROGA	DOSE INICIAL	DOSE SUGERIDA	INDICAÇÕES	TOXICIDADE
Fluoxetina	10 mg por via oral ao dia	20-40 mg por via oral ao dia	• particularmente útil em pacientes depressivos com baixa energia ou hipersonia	• meia-vida muito longa, podendo levar semanas para ajuste da dose e complicações na suspensão do uso
Paroxetina	10 mg por via oral à noite	20-40 mg por via oral por dia	• sedativo, potencialmente útil para pacientes com insônia	• constipação intestinal • boca seca • sonolência • pode causar sintomas significativos de abstinência quando descontinuado rapidamente
Inibidores da recaptação da serotonina e norepinefrina (SNRIs)				
Venlafaxina	37,5 mg por via oral ao dia	75-225 mg por via oral ao dia	• útil para pacientes melancólicos, com baixa energia ou hipersonia • útil para pacientes com dores neuropáticas	• insônia • hipertensão e taquicardia (dose-dependentes) • pode causar sintomas significativos de abstinência quando descontinuado rapidamente
Duloxetina	10-20 mg por via oral ao dia	20-60 mg por via oral ao dia	• útil para pacientes com dores neuropáticas • discretamente sedativo, baixo risco de insônia	• interação com diversas drogas
Antidepressivos atípicos				
Bupropiona	75 mg por via oral cedo	150 mg por via oral (em duas tomadas, cedo e à tarde)	• útil para pacientes com baixa energia e apatia • pode ser benéfico para pacientes com mal de Parkinson	• evitar em pacientes com convulsões ou agitação • hipertensão arterial • constipação intestinal • boca seca • tonturas
Mirtazapina	7,5 mg por via oral à noite	15-60 mg por via oral à noite	• útil para pacientes com insônia e inapetência/náuseas	• sonolência • ganho de peso • risco de intoxicação na presença de insuficiência renal/hepática
Antidepressivos tricíclicos				
Nortriptilina	10 mg por via oral à noite	10-100 mg por via oral à noite (ou em 2 doses)	• útil para pacientes com insônia, melancolia, ansiedade • útil para pacientes não responsivos à primeira linha de tratamento, e para aqueles com dores neuropáticas	• efeitos anticolinérgicos (boca seca, confusão mental, constipação intestinal, retenção urinária) • hipotensão ortostática • arritmia cardíaca
Amitriptilina	25 mg por via oral à noite	até 150 mg por via oral à noite		

Reavaliação

Recomendações: é comum que pacientes com depressão não sejam aderentes ao tratamento devido à falta de motivação para tal. Recomendamos reavaliações a cada duas semanas até a remissão dos sintomas, abordando a satisfação do indivíduo com as estratégias adotadas, a adesão ao tratamento medicamentoso e os efeitos colaterais. Se após oito semanas não for identificada melhora apesar de adesão adequada ao tratamento, considerar mudança na estratégia terapêutica [21].

ANSIEDADE

A ansiedade pode ser definida como uma sensação de desamparo ou medo, inquietude e excesso de preocupação, em geral associada à percepção de perda de controle e frequentemente relacionada a aspectos físicos, psicológicos, sociais, espirituais ou práticos das doenças e/ou do final da vida [25]. Suas manifestações mais comuns são nervosismo, sensação de catástrofe iminente, apreensão, obsessão, dúvidas existenciais intensas e sintomas físicos (como diaforese, diarreia, náuseas, dores no peito, taquicardia e taquipneia).

Diagnóstico

Recomendação: caso a PHQ-4 indique a possibilidade de ansiedade, aplicar a ferramenta *Generalized Anxiety Disorder Scale* (GAD-7), descrita no Quadro 5. Esta pode ser aplicada logo depois do diagnóstico inicial da doença ameaçadora da vida e também ao longo do tratamento, periodicamente, de acordo com a evolução do quadro (sempre que houver mudanças de tratamento ou alterações no quadro clínico, por exemplo). Os pacientes com pontuação final igual ou superior a 10 devem ser avaliados quanto à presença de fatores de risco para ansiedade (histórico familiar de ansiedade; diagnóstico de outros transtornos psiquiátricos; histórico de abuso de álcool ou outras substâncias; uso/abuso atual de álcool ou outras substâncias; presença de doenças crônicas) [21]. O exame físico também é importante para avaliar causas físicas associadas ao quadro, podendo ser necessários exames complementares. O histórico obtido dos familiares também pode contribuir significativamente para o diagnóstico.

Nota: o diagnóstico definitivo do tipo de transtorno de ansiedade deve obedecer aos critérios preconizados pelo DSM-5 [6]. Embora os distúrbios de ansiedade generalizada (GAD) sejam os mais prevalentes, é importante diagnosticar corretamente o transtorno de ansiedade do paciente (fobias, transtorno obsessivo-compulsivo, estresse pós-traumático, entre outros) e descartar outros diagnósticos diferenciais (depressão, *delirium* ou demências, por exemplo) [21].

Quadro 5 – Ferramenta GAD-7 para avaliação de transtorno de ansiedade [26]*

DURANTE AS ÚLTIMAS DUAS SEMANAS, COM QUE FREQUÊNCIA VOCÊ FOI INCOMODADO(A) PELOS PROBLEMAS ABAIXO?				
	Nunca	Vários dias	Mais da metade dos dias	Quase todos os dias
Sentir-se nervoso(a), ansioso(a) ou muito tenso(a)	0	1	2	3
Não ser capaz de impedir ou de controlar as preocupações	0	1	2	3
Preocupar-se muito com diversas coisas	0	1	2	3
Dificuldade para relaxar	0	1	2	3
Ficar tão agitado(a) que se torna difícil permanecer sentado(a)	0	1	2	3
Ficar facilmente aborrecido(a) ou irritado(a)	0	1	2	3
Sentir medo como se algo horrível fosse acontecer	0	1	2	3
Pontuação total		____ +	____ +	____
Se você assinalou qualquer um dos problemas, indique o grau de dificuldade que este lhe causou para realizar seu trabalho, tomar conta das coisas em casa ou se relacionar com as pessoas	Nenhuma dificuldade	Alguma dificuldade	Muita dificuldade	Extrema dificuldade
Pontuação entre 0 e 4: ansiedade mínima Pontuação entre 5 e 9: ansiedade leve Pontuação entre 10 e 14: ansiedade moderada Pontuação entre 15 e 21: ansiedade intensa				
*Disponível em: <https://www.phqscreeners.com/sites/g/files/g10049256/f/201412/GAD7_Portuguese%20for%20Brazil.pdf>.				

Tratamento

Intervenções específicas devem ser realizadas se for detectada ansiedade de moderada a intensa. O primeiro passo é o tratamento de possíveis causas físicas da ansiedade, como dor, dispneia, fadiga ou *delirium*. Pacientes com ansiedade moderada podem se beneficiar de medidas educativas com monitoramento dos sintomas, psicoterapia, intervenções psicossociais de grupo e, se necessário, medidas farmacológicas. Pacientes com ansiedade intensa em geral necessitam de abordagem terapêutica combinada, utilizando-se psicoterapia e medidas farmacológicas [21].

Nota: pacientes nos quais seja identificado risco de dano a si próprio ou a outrem devem ser emergencialmente encaminhados para avaliação psiquiátrica especializada.

Tratamento não farmacológico

Recomendação: a **psicoterapia** (individual ou não) pode ser muito útil para a identificação e o manejo das causas e fatores agravantes da ansiedade, o que não se obtém pelo uso de medicamentos. Várias modalidades de psicoterapia já demonstraram benefícios no manejo da ansiedade, como as **terapias cognitivo-comportamentais** e as **psicoterapias existenciais** (como a **terapia da dignidade** e a **psicoterapia centrada no significado**). As **terapias psicossociais de grupo** também costumam ser benéficas [16, 18, 27, 28].

Práticas integrativas e complementares (PICs)

Recomendação: as PICs têm se mostrado úteis no manejo dos transtornos de ansiedade, particularmente se associadas à psicoterapia. Recomendamos sua utilização, em especial **musicoterapia, técnicas de relaxamento, acupuntura, meditação, aromaterapia, massagens** e **arteterapia** [29, 30]. A prática de **atividades físicas** também proporciona alívio da ansiedade, mesmo em pacientes gravemente doentes.

Tratamento farmacológico

Recomendação: o tratamento farmacológico deve ser iniciado em pacientes com sintomas intensos ou que não apresentaram alívio dos sintomas com as abordagens não farmacológicas. Baseia-se sobretudo no uso de benzodiazepínicos, mas aqueles com histórico de ansiedade crônica ou com depressão associada podem se beneficiar do uso concomitante de antidepressivos inibidores seletivos da recaptação da serotonina (veja o Quadro 4). A escolha do benzodiazepínico deve considerar a meia-vida desejada (Quadro 6). Seu uso é preferencialmente temporário. A retirada das medicações deve ser sempre feita de forma gradual e lenta, respeitando-se a meia-vida da droga em uso e evitando-se sintomas de abstinência [31].

Nota 1: benzodiazepínicos podem causar efeitos colaterais significativos (sedação, *delirium* ou déficit cognitivo, por exemplo), principalmente em pacientes idosos ou debilitados, devendo ser utilizada a dose mínima possível para o controle dos sintomas.

Nota 2: pacientes com insuficiência hepática podem se beneficiar mais do uso de **lorazepam**, que não tem metabólitos ativos.

Quadro 6 – Benzodiazepínicos utilizados para o tratamento da ansiedade

DROGA	DOSE INICIAL	DOSE SUGERIDA	MEIA-VIDA	OBSERVAÇÕES
Curta duração				
Alprazolam	0,25-0,5 mg por via oral à noite	até 3 vezes ao dia	11 horas	Útil para o manejo de sintomas intensos que necessitam de alívio imediato, como ataques de pânico ou antes de procedimentos
Lorazepam	0,5 mg por via oral à noite	até 2-3 mg ao dia (máximo 10 mg)	12 horas	
Bromazepam	1,3-3 mg por via oral à noite	até 3 mg 3 vezes ao dia (máximo 12 mg)	12-20 horas	
Longa duração				
Clonazepam	0,5 mg por via oral à noite	até 2 mg ao dia	30-40 horas	Útil quando é necessária manutenção da ação da droga por períodos mais prolongados (por exemplo, durante internação longa ou durante tratamento oncológico)

Dica: a associação de dois benzodiazepínicos deve ser evitada, mas há situações específicas em que pode ser benéfica, como em pacientes com distúrbio generalizado de ansiedade (com indicação de benzodiazepínico de longa duração) que apresentem também ataques de pânico (durante os quais se pode utilizar um benzodiazepínico de curta duração).

Reavaliação

Recomendações: é comum que pacientes com ansiedade não sejam aderentes ao tratamento em virtude de sua tendência a evitar situações ameaçadoras ou estressantes. Recomendamos reavaliações a cada quatro semanas até a remissão dos sintomas, abordando a satisfação do indivíduo com as estratégias adotadas, a adesão ao tratamento medicamentoso e os efeitos colaterais. Caso após oito semanas não seja identificada melhora apesar de adesão adequada ao tratamento, considerar mudança na estratégia terapêutica [21].

CONSIDERAÇÕES ADICIONAIS

Oportunamente, é fundamental que o sofrimento emocional do paciente em cuidado paliativo seja contingenciado a outras questões imbricadas tanto no estabelecimento de condições propícias ao desenvolvimento de quadros depressivos e ansiosos, como em seu tratamento. São elas: questões ligadas aos cuidadores (sobrecarga, estresse etc.); dificuldade de comunicação com a equipe de cuidados; necessidades sociais e econômicas do paciente e dos cuidadores; questões espirituais, religiosas e existenciais; coordenação e continuidade do cuidado.

REFERÊNCIAS

1. Jiang, W. *et al.* "Relationship of depression to increased risk of mortality and rehospitalization in patients with congestive heart failure". *Arch Intern Med*, 2001. 161(15): p. 1849.
2. Wilson, K. *et al.* "Depression and anxiety disorders in palliative cancer care". *J Pain Symptom Manage*, 2007. 33(2): p. 118.
3. Breitbart, W. *et al.* "Depression, hopelessness, and desire for hastened death in terminally ill patients with cancer". *JAMA*, 2000. **284**(22): p. 2907.
4. Akechi, T. *et al.* "Suicidality in terminally ill Japanese patients with cancer". *Cancer*, 2004. **100**(1): p. 183.

5. O'Mahony, S. *et al.* "Desire for hastened death, cancer pain and depression: report of a longitudinal observational study". *J Pain Symptom Manage*, 2005. **29**(5): p. 446.
6. American Psychiatric Association. *Manual diagnóstico e estatístico de transtornos mentais – DSM-5*. São Paulo: Artmed, 2014.
7. Block, S. "Psychological issues in the end of life care". *Journal of Palliative Medicine*, 2006. **9**: p. 751.
8. Zigmond, A.; Snaith, R. "The hospital anxiety and depression scale". *Acta Psychiatrica Scandinavica*, 1983. **67**(6): p. 361-70.
9. McIntyre, T. *et al.* "Escala de ansiedade e depressão hospitalar – Versão portuguesa de investigação". Universidade do Minho: Departamento de Psicologia, 1999.
10. Harrison, J.; Maguire, P. "Predictors of psychiatric morbidity in cancer patients". *Br J Psychiatry*, 1994. **165**(5): p. 593.
11. Kroenke, K. *et al.* "An ultra-brief screening scale for anxiety and depression: the PHQ-4". *Psychosomatics*, 2009. **50**: p. 613.
12. Kroenke, K.; Spitzer, R.; Williams, J. "The PHQ-9: validity of a brief depression severity measure". *J Gen Intern Med*, 2001. **16**: p. 606-13.
13. Santos, I. *et al.* "Sensibilidade e especificidade do Patient Health Questionnaire-9 (PHQ-9) entre adultos da população geral". *Cad Saúde Pública*, 2013. **29**(8): p. 1533-43.
14. Wilson, K. *et al.* "Management of depression in palliative care". In: Chochinov, H.; Breitbart, W. (orgs.). *Handbook of psychiatry in palliative medicine*. Nova York: Oxford University Press, 2000.
15. Montross, L.; Winters, K.; Irwin, S. "Dignity therapy implementation in a community-based hospice setting". *J Palliat Med*, 2011. **14**: p. 729.
16. Chochinov, H.; Kristjanson, L.; Breitbart, W. "Effect of dignity therapy on distress and end-of-life experience in terminally ill patients: a randomised controlled trial". *Lancet Oncol*, 2011. **12**: p. 753.
17. Vuksanovik, D. *et al.* "Dignity therapy and life review for palliative care patients: a randomised controlled trial". *J Pain Symptom Manage*, 2017. **53**: p. 162.
18. Martínez, M.; Arantzamendi, M.; Belar, A. "'Dignity therapy', a promising intervention in palliative care: a comprehensive systematic literature review". *Palliat Med*, 2017. **31**: p. 492.
19. Rayner, L.; Price, A.; Evans, A. "Antidepressants for the treatment of depression in palliative care: systematic review and meta-analysis". *Palliat Med*, 2011. **25**: p. 36.
20. Rayner, L. *et al.* "The development of evidence-based European guidelines on the management of depression in palliative cancer care". *Eur J Cancer*, 2011. **47**(5): p. 702.
21. Andersen, B. *et al.* "Screening, assessment, and care of anxiety and depressive symptoms in adults with cancer: an American Society of Clinical Oncology guideline adaptation". *Journal of Clinical Oncology*, 2014. **32**(15): p. 1605-19.
22. Asghar-Ali, A.; Wagle, K.; Braun, U. "Depression in terminally ill patients: dilemmas in diagnosis and treatment". *Journal of Pain and Symptom Management*, 2013. **45**(5): p. 926.
23. Kennedy, G.; Marcus, P. "Use of antidepressants in older patients with co-morbid medical conditions: guidance from studies of depression in somatic illness". *Drugs Aging*, 2005. **22**: p. 273-87.
24. Breitbart, W.; Dickerman, A. "Assessment and management of depression in palliative care". *UpToDate*, 2017. Disponível em: <https://www.uptodate.com/contents/assessment-and-management-of-depression-in-palliative-care>. Acesso em: 7 nov. 2018.
25. Alici, Y.; Levin, T. *Anxiety disorders, in psycho-oncology*. Nova York: Oxford University Press, 2010, p. 324.
26. Spitzer, R. *et al.* "A brief measure for assessing generalized anxiety disorder: the GAD-7". *Arch Intern Med*, 2006. **166**: p. 1092.
27. Greer, J. *et al.* "A pilot randomized controlled trial of brief cognitive-behavioral therapy for anxiety in patients with terminal cancer". *Oncologist*, 2012. **17**(10): p. 1337-45.
28. Kissane, D. *et al.* "Supportive-expressive group therapy for women with metastatic breast cancer: survival and psychosocial outcome from a randomized controlled trial". *Psycho-Oncology*, 2007. **16**(4): p. 277-86.

29. Kissane, D. *et al.* "Psychiatric disorder in women with early stage and advanced breast cancer: a comparative analysis". *Aust N Z J Psychiatry*, 2004. 38(5): p. 320-26.
30. Goy, E.; Ganzini, L. "Prevalence and natural history of neuropsychiatric syndromes in veteran hospice patients". *J Pain Symptom Manage*, 2011. **41**(2): p. 394-401.
31. Candy, B. *et al.* "Drug therapy for symptoms associated with anxiety in adult palliative care patients". *Cochrane Database Syst Rev*, 2012. 10: p. CD004596.

13
Plano avançado de cuidados e diretivas antecipadas de vontade

Plano avançado de cuidados (PAC) é o processo pelo qual indivíduos mentalmente capazes podem compreender, definir e compartilhar seus valores, objetivos e preferências a respeito dos cuidados de saúde que venham a receber. O objetivo essencial do PAC é garantir que as pessoas recebam cuidados que sejam coerentes com esses valores, objetivos e preferências [1]. Em caso de incapacidade, o PAC pode ser elaborado por familiar próximo ou pessoa designada pelo indivíduo para esse papel, que neste caso o desenhará de acordo com o que conhece das preferências e dos valores da pessoa. Trata-se essencialmente da lapidação da comunicação entre o paciente, seus familiares e a equipe de saúde em torno de questões relacionadas com o cuidado futuro. Pode ser revogado a qualquer momento pelo próprio indivíduo ou, em caso de incapacidade deste, por familiar ou pessoa responsável. A construção do PAC pode resultar no registro escrito formal das definições da pessoa, mas esse não é o objetivo primordial do processo.

As **diretivas antecipadas de vontade** (DAV) constituem uma manifestação escrita da vontade da pessoa a respeito dos tratamentos médicos aos quais deseja ou não ser submetida em situação de fim de vida e em que esteja impossibilitada de expressar livremente a sua vontade [2]. As DAV somente podem ser redigidas, alteradas ou revogadas pela própria pessoa. Trata-se de um documento constituído por dois elementos: o **testamento vital** (TV) e o **mandato duradouro** (MD).

Testamento vital é o documento no qual são registrados os valores, objetivos e preferências da pessoa, quase sempre (mas não necessariamente) resultantes do processo do PAC. **Mandato duradouro** é a determinação, pelo indivíduo, de pessoa de sua confiança que possa responder pelas decisões referentes à sua saúde no caso de sua incapacidade [3]. Ambos os documentos podem ser redigidos em separado, sendo possível que a pessoa registre seu TV sem determinar uma pessoa de confiança que responda por ela, ou que determine um MD em nome de uma pessoa de confiança sem que seja redigido um TV. Quando ambos os documentos são redigidos num só texto, o documento final passa a ser denominado "diretivas antecipadas de vontade".

Quadro 1– Diferenças essenciais entre os processos de PAC, DAV, TV e MD

	PLANO AVANÇADO DE CUIDADOS (PAC)	DIRETIVAS ANTECIPADAS DE VONTADE (DAV)	
		TESTAMENTO VITAL (TV)	MANDATO DURADOURO (MD)
Registro escrito	não é necessário	é necessário	é necessário
Conteúdo	valores, objetivos e preferências da pessoa a respeito dos cuidados de saúde que venha a receber em situação de fim de vida	valores, objetivos e preferências da pessoa a respeito dos cuidados de saúde que venha a receber em situação de fim de vida	designação, pelo indivíduo, de pessoa de confiança que responda pelas decisões referentes aos seus cuidados de saúde no caso de tornar-se incapaz para tais decisões
Autoria da própria pessoa	sim (preferencialmente)	sim (necessariamente)	sim (necessariamente)
Autoria de familiares ou responsáveis	sim, no caso de incapacidade da pessoa ou por seu desejo expresso, e na ausência de DAV	não	não
Alteração ou revogação	possível, tanto pela pessoa quanto por terceiros (no caso de incapacidade do paciente)	possível (por escrito ou oralmente), mas somente pela pessoa	possível (por escrito ou oralmente), mas somente pela pessoa

Tanto o PAC quanto as DAV são possibilidades previstas pelo Conselho Federal de Medicina (CFM) desde 2012, quando foi aprovada a Resolução CFM n. 1.995, a qual reconhece o direito do paciente de manifestar sua vontade sobre tratamentos médicos e designar representantes para tal fim, bem como o dever do médico de cumprir a vontade expressa pelo paciente [4].

BENEFÍCIOS

A definição do PAC (com ou sem a elaboração das DAV) aumenta significativamente as chances de que os desejos da pessoa sejam respeitados, reduz os índices de hospitalização no final da vida, restringe a adoção de tratamentos invasivos/intensivos desproporcionais às condições de saúde do indivíduo e reduz os níveis de estresse, ansiedade e depressão em seus familiares e/ou cuidadores [5-9].

MOMENTO PARA A DEFINIÇÃO DE PLANO AVANÇADO DE CUIDADOS/DIRETIVAS ANTECIPADAS DE VONTADE

Não há momento ideal para a definição do PAC/DAV, bastando que a pessoa esteja plenamente lúcida para a tomada de decisões. É recomendável que as definições sejam feitas em contatos rotineiros com a equipe de saúde e fora de situações clínicas agudas ameaçadoras da vida, pois se trata de um processo reflexivo que pode tomar longo tempo até ser finalizado. Embora tanto o PAC quanto as DAV possam ser definidos e modificados em qualquer momento da vida, a escassez de divulgação e incentivo torna sua elaboração muito mais frequente quando há uma doença ou situação clínica irreversível e com provável desfecho fatal. É compreensível que as prioridades e os desejos da pessoa se modifiquem com o decorrer do tempo e com as mudanças no contexto de saúde em que se encontra, sendo portanto essencial a compreensão de que o PAC pode ser alterado a qualquer momento pelo indivíduo. Recomenda-se que o PAC seja revisto a cada mudança significativa no estado de saúde da pessoa em questão.

Nota: um aspecto importante é a tendência natural, tanto de familiares quanto das equipes de saúde, de evitar o envolvimento da pessoa nas decisões para "protegê-la" do sofrimento que as informações podem lhe causar. Embora tal tendência tenha motivos nobres e baseados no amor à pessoa em questão, a minimização do sofrimento (quando ocorre) costuma ser temporária e fugaz, "preservando" o indivíduo apenas parcialmente e durante certo tempo. Em médio e longo prazos, a exclusão da pessoa do processo decisório costuma resultar em maior estresse, ansiedade, tristeza, depressão e sensação de isolamento para todos os envolvidos, dificultando a tomada de decisões coerentes e aumentando o risco de processos de luto patológico. Por esses motivos, a participação da pessoa doente deve ser sempre estimulada e apoiada pela equipe de saúde.

PRÉ-REQUISITOS PARA ELABORAR PAC/DAV

- A pessoa deve ser maior 18 anos; no caso de menores de idade, recomenda-se que os desejos da criança ou do adolescente sejam ouvidos e respeitados pelos responsáveis, e que o PAC seja desenhado em conjunto. As DAV nesse contexto somente serão possíveis para jovens entre 16 e 18 anos, considerados parcialmente capazes, necessitando no entanto da concordância dos pais ou de ordem judicial [10].
- A pessoa deve estar em pleno gozo de suas faculdades mentais e ter condições intelectuais suficientes para compreender as decisões a ser tomadas.
- Deve haver a participação de um médico no processo de definição do PAC e de elaboração das DAV, com o objetivo de esclarecer aspectos técnicos relacionados com a possível evolução clínica, bem como complicações esperadas e procedimentos disponíveis.

ELABORAÇÃO DO PAC

O processo de elaboração do PAC não tem prazo ideal, podendo ser definido em uma única conversa ou em várias abordagens no decorrer de meses, desde que esteja cumprindo os pré-requisitos expostos para sua elaboração. Algumas etapas são recomendáveis (Quadro 2), não necessariamente na ordem aqui descrita.

Nota: não é obrigatória uma avaliação especializada (psiquiátrica ou neurológica, por exemplo) para determinar a capacidade decisória do paciente. Essa avaliação pode ser baseada no julgamento do médico envolvido no processo de cuidado, que levará em conta tanto condições físicas quanto emocionais que possam prejudicar a capacidade do paciente de tomar decisões ou compreender informações. Em caso de dúvida, a competência cognitiva poderá ser avaliada por especialistas e até mesmo definida judicialmente.

Quadro 2 – Etapas recomendáveis no processo de elaboração do PAC [11]

PERMISSÃO
Convidar a pessoa a discutir suas condições atuais de saúde e o que espera dos cuidados médicos futuros. Ex.: "Você gostaria de falar sobre o que poderá acontecer com você no futuro? Já refletiu alguma vez sobre o que é importante para você no que se refere à saúde? Seus valores são muito importantes nas decisões médicas que envolverão você no futuro, gostaria de saber um pouco mais sobre isso, sobre o que poderíamos fazer para que sua vontade seja respeitada".
PREFERÊNCIAS
Permitir que a pessoa determine se deseja se envolver no planejamento futuro, e se deseja que outras pessoas façam o mesmo. Ex.: "Você gostaria de falar sobre isso, ou há outras pessoas que você gostaria de envolver nesse processo?"
ESTABELECIMENTO DO PONTO DE PARTIDA
Determinar até que ponto a pessoa está compreendendo sua situação de saúde atual. Ex.: "O que você sabe sobre a sua saúde? O que os médicos têm dito sobre isso?"
OFERTA DE INFORMAÇÕES
Oferecer à pessoa informações claras sobre sua provável evolução, possíveis complicações e escolhas que precisarão ser feitas no futuro. Ex.: "Infelizmente, não há possibilidades de cura para essa situação. Acredito que precisaremos lidar com essa doença pelo resto de sua vida".
INTRODUÇÃO DE DILEMAS
Determinar se a pessoa já pensou no apoio médico que receberá no futuro. Ex. 1: "Alguém próximo de você já precisou lidar com questões relacionadas com o final da vida ou de perda importante da autonomia, como ser retirado de um respirador ou ir para um hospital de retaguarda ou instituição de longa permanência? Ou uma situação em que a pessoa precisava viver acamada, ou não conseguisse mais se alimentar? O que você faria nessa situação?" Ex. 2: "Você alguma vez já pensou em como gostaria que fosse o final da sua vida? Por exemplo, você imagina que seria melhor que sua despedida final fosse na sua casa ou num hospital?" (a partir dessa questão podem ser desdobradas outras relacionadas)
ESCLARECIMENTO DE VALORES E CRENÇAS
Auxiliar a pessoa a definir o que significa "viver bem" para ela. Ex.: "O que é mais importante em sua vida? Quais são suas maiores preocupações? O que você espera do futuro?"

→

→

ESCLARECIMENTO DE PREFERÊNCIAS RELACIONADAS AO PAC
Auxiliar a pessoa a definir preferências específicas sobre o cuidado, tais como ressuscitação cardiorrespiratória, internação em UTI, diálise, entre outros. Ex.: "Em primeiro lugar, eu gostaria de explicar para você o significado de alguns procedimentos e para que eles servem, tais como ressuscitação, diálise, ventilação mecânica. Os hospitais (e em especial as UTIs) hoje contam com vários aparelhos capazes de manter nossos órgãos funcionando por muito tempo, mesmo com grande chance de morrermos ao final do tratamento. Em função disso, algumas pessoas com doenças incuráveis e já sem qualidade de vida aceitável optam por não ser ligadas a esses equipamentos para não retardar o inevitável e para poder passar seus últimos momentos em locais mais agradáveis que uma UTI, geralmente na companhia da família. O que você desejaria diante de uma situação como essa?"
IDENTIFICAÇÃO DE UM PROCURADOR DE CUIDADOS DE SAÚDE
Nomear uma pessoa específica que se responsabilizará por garantir que suas decisões sejam respeitadas e para esclarecer eventuais dúvidas da equipe de saúde em relação às condutas a ser adotadas. Ex.: "Se você ficar incapacitado para informar aos médicos o que gostaria que fizessem, quem você gostaria que tomasse essas decisões por você?"
ENCORAJAMENTO AO COMPARTILHAMENTO COM A FAMÍLIA
Estimular a pessoa a compartilhar suas decisões com a família e, principalmente, com o procurador de cuidados de saúde. Ex.: "É muito importante que sua família tenha ciência das suas vontades, e que saiba quem responderá por você caso fique incapacitado para expressar seus desejos".
ESTÍMULO AO REGISTRO DAS DECISÕES TOMADAS NO PAC NO FORMATO DAS DAV
Explicar à pessoa que a existência de DAV formais aumenta as possibilidades de que seus desejos sejam cumpridos e reduz a pressão, o estresse e a ansiedade em seus familiares. Ex.: "Há decisões muito importantes que precisarão ser tomadas no futuro e poderão gerar desconforto em seus familiares e na equipe de saúde. Seria uma boa ideia deixá-las por escrito".
REVISÃO DO PAC
Revisar o PAC a intervalos variáveis, em especial quando ocorrem mudanças nas condições de saúde da pessoa. Ex.: "Você gostaria de rever seu PAC? É possível que você queira modificar algumas das decisões que tomou algum tempo atrás".

ELABORAÇÃO DAS DAV

Não existe formato ideal para a elaboração do documento, mas algumas orientações básicas são muito recomendáveis e devem preferencialmente constar do texto, como descrito no Quadro 3.

Quadro 3 – Recomendações essenciais para elaboração das DAV com o paciente [10, 12]

SITUAÇÕES ESPECÍFICAS NAS QUAIS AS DAV DEVEM SER APLICADAS
• Esclarecer as situações específicas nas quais as DAV devem ser seguidas, em especial: perda irreversível de consciência, coma com possibilidade de dano cerebral permanente, falência irreversível das funções vitais (de qualquer natureza) e presença de sequelas ou condições clínicas que impossibilitarão a vida na ausência de cuidados integrais de terceiros. • Esclarecer que tais situações devem ser diagnosticadas por dois médicos. • Esclarecer que as DAV apenas serão aplicadas caso o paciente não apresente condições de expressar sua vontade e que, do contrário, ele deverá ser informado e consultado sobre qualquer decisão relacionada com sua saúde.
DESIGNAÇÃO DE UM PROCURADOR DE CUIDADOS DE SAÚDE (MANDATO DURADOURO)
• É importante que o paciente determine pelo menos uma pessoa (idealmente duas) para desempenhar o papel de procurador de cuidados de saúde, representando-o e atuando como seu porta-voz perante a equipe de saúde para garantir que as decisões definidas nas DAV sejam cumpridas. Idealmente, essa(s) pessoa(s) não deverá(ão) ser da família (principalmente se puder obter algum benefício financeiro proveniente de herança material), para evitar conflito de interesses. Pode ser, inclusive, um médico de confiança da pessoa. • O procurador de cuidados de saúde deve preferencialmente participar do processo de elaboração das DAV e concordar com seu conteúdo. • O procurador de cuidados de saúde deve assumir de boa vontade essa responsabilidade, evitando-se que sua função lhe cause desconforto, sofrimento ou excesso de pressão. • O procurador de cuidados de saúde deve ser maior de idade, em boas condições de saúde e garantir fácil acesso à equipe de saúde. • Incluir no documento os dados do(s) procurador(es): nome completo, CPF, endereço completo e telefones de contato.
CONTEÚDO DAS DAV
• Valores e desejos do paciente a respeito do que é mais importante para ele em sua fase final de vida. • Esclarecer que situações de vida são compreendidas pelo paciente como insuportáveis e/ou indignas, e que não deverão ser prolongadas por meio de tratamentos médicos. • Descrição dos procedimentos e medicamentos que o paciente não deseja receber no caso de doença incurável, terminal e irreversível (por exemplo: ressuscitação cardiorrespiratória, respiração artificial, internação em UTI, cirurgias de grande porte, diálise, quimioterapia, radioterapia, cirurgias de qualquer complexidade que não tenham por objetivo o conforto, exames invasivos, antibióticos, nutrição e hidratação artificiais, transfusões de hemoderivados, entre outros).
ALTERAÇÕES OU REVOGAÇÃO DAS DAV
• Esclarecer que as DAV descritas poderão ser modificadas ou revogadas exclusivamente por desejo expresso do próprio paciente, não sendo essas alterações atribuíveis ao procurador de cuidados da saúde ou aos familiares do paciente. • Esclarecer que as DAV podem ser revogadas tanto por escrito quanto oralmente pela pessoa.
PARTICIPAÇÃO DO MÉDICO
• Esclarecer quem foi o médico que instruiu o paciente a respeito dos aspectos técnicos durante o processo de elaboração das DAV, constando-se no documento seu nome e CRM.

→

→

PARTICIPAÇÃO DO ADVOGADO
• Não há obrigatoriedade da participação de um advogado na elaboração das DAV, mas esse profissional pode contribuir para que o paciente seja completamente esclarecido sobre as implicações do documento, que este seja elaborado em acordo com a lei e para garantir que o documento seja considerado válido quando for necessário. • O advogado poderá também esclarecer questões relacionadas à sucessão patrimonial do paciente, recomendando ou não a elaboração paralela de um testamento patrimonial e outras alternativas para a distribuição de seus bens.
DISPOSIÇÕES GERAIS
• Esclarecer que o documento foi elaborado por pessoa em pleno gozo de sua capacidade civil e que, de acordo com as leis brasileiras e com a Resolução n. 1.995/2012 do CFM, tem o direito de recusar procedimentos médicos cuja finalidade seja apenas o prolongamento da vida biológica, sem garantia de qualidade de vida. • Esclarecer que, caso algum membro da equipe de saúde assistente se sinta desconfortável ou incapaz de prosseguir com as DAV, seja por motivo moral ou religioso, o paciente deverá ser encaminhado aos cuidados de outro profissional para que sua vontade seja cumprida.
ASSINATURAS
• Devem constar do documento as assinaturas do paciente, do(s) procurador(es) de cuidados de saúde e, sempre que possível, do médico que os instruiu no processo. • No caso da participação de um advogado, este também deverá assinar o documento. • Devem constar o local e a data em que as DAV foram redigidas em sua versão final.

REGISTRO DE PAC/DAV

As decisões tomadas pela pessoa durante o processo de definição do PAC nem sempre resultam em seu registro formal por escrito (TV). Independentemente disso, com o intuito de aumentar as chances de que tais decisões sejam respeitadas, recomendamos fortemente que a equipe de saúde registre no prontuário os pontos principais do processo. As decisões individuais que constituem o PAC podem ser colhidas por qualquer membro da equipe de saúde e devem ser registradas nas evoluções de rotina do profissional envolvido no processo, devendo ser comunicadas ao médico responsável pelo paciente para que o profissional possa validar a informação e registrar a prescrição e a evolução médicas.

Recomendamos que seja priorizado o registro de decisões que precisem ser rapidamente identificadas por outros membros da equipe em caso de emergência ou instabilidade do quadro clínico, como: "Não deverá ser submetido a reanimação cardiorrespiratória, intubação orotraqueal ou encaminhamento à UTI". O médico poderá descrever ainda outras decisões específicas, como: "Não será submetido a hemodiálise, transfusões de hemoderivados, coletas rotineiras de exames, procedimentos invasivos ou ampliação do espectro antibiótico". Sugerimos que esse registro seja feito ou logo no início da evolução médica ou ao final dela, identificando claramente que se trata do PAC, para facilitar o acesso rápido da equipe de saúde. Em vários serviços de saúde os sistemas de prontuário eletrônico permitem que as decisões do paciente e familiares permaneçam disponíveis e facilmente acessíveis à equipe de saúde, evitando atitudes incompatíveis com seus desejos. Caso o paciente disponibilize uma via impressa completa com suas DAV, lavradas ou não em cartório, tal via deverá ficar disponível no prontuário físico do paciente, podendo-se inserir na prescrição médica um resumo das principais decisões e uma nota informando que as DAV completas estão fisicamente disponíveis.

Nota: do ponto de vista jurídico, não é necessário registro oficial das DAV em cartório, mas tal registro poderá ser feito se essa for a vontade do paciente. Do ponto de vista médico, é importante que as DAV sejam anexadas ao prontuário médico, como recomendado pela Resolução n. 1.995/2012 do CFM.

REFERÊNCIAS

1. Sudore, R. *et al.* "Defining advance care planning for adults: a consensus definition from a multidisciplinary Delphi panel". *J Pain Symptom Manage*, 2017. **53**(5): p. 821.
2. Dadalto, L. *Testamento vital.* 2. ed. São Paulo: Atlas, 2013.
3. Chehuen Neto, J. *et al.* "Testamento vital: o que pensam os profissionais de saúde?" *Revista de Bioética*, 2015. **23**(3): p. 572-82.
4. Conselho Federal de Medicina. Resolução CFM 1.995/2012 – Dispõe sobre as diretivas antecipadas de vontade. 2012. Disponível em: <http://www.portalmedico.org.br/resolucoes/cfm/2012/1995_2012.pdf>. Acesso em: 6 nov. 2018.
5. Sudore, R.; Fried, T. "Redefining the 'planning' in advance care planning: preparing for end-of-life decision making". *Ann Intern Med*, 2010. **153**(4): p. 256.
6. Molloy, D. *et al.* "Systematic implementation of an advance directive program in nursing homes: a randomized controlled trial. *JAMA*, 2000. **283**(1): p. 1437.
7. Teno, J. *et al.* "Association between advance directives and quality of end-of-life care: a national study". *J Am Geriatr Soc*, 2007. **55**(2): p. 189.
8. Detering, K. *et al.* "The impact of advance care planning on end of life care in elderly patients: randomised controlled trial". *BMJ*, 2010. 340: p. c1345.
9. Wright, A. *et al.* "Associations between end-of-life discussions, patient mental health, medical care near death, and caregiver bereavement adjustment". *JAMA*, 2008. **300**(14): p. 1665.
10. Lippman, E. *Testamento vital: o direito à dignidade*. São Paulo: Matrix, 2013.

11. Detering, K.; Silveira, M. "Facilitating advance care planning discussion". *UpToDate*, 2017. Disponível em: <https://www.uptodate.com/contents/image?imageKey=PALC%2F94515&topicKey=PALC%2F86248&search=living%20will&rank=1~44&source=see_link>. Acesso em: 6 abr. 2017.

12. Dadalto, L.; Tupinambás, U.; Greco, D. "Diretivas antecipadas de vontade: um modelo brasileiro". *Revista Bioética*, 2013. **21**(3): p. 463-76.

14
Extubação paliativa

A extubação paliativa (ou compassiva) é o processo de retirada da ventilação mecânica quando os objetivos de cuidado do paciente passaram a ter o conforto como prioridade absoluta. Trata-se de um processo complexo que exige planejamento bem definido e meticuloso, incluindo a comunicação impecável entre todos os envolvidos [1-2]. O planejamento inadequado pode resultar em grande sofrimento para o paciente, com sintomas como dor ou dispneia severos após a extubação, além de aumentar significativamente o risco de processos complicados de luto para os familiares que presenciem o procedimento.

Faz-se importante compreender que a extubação paliativa é um procedimento inserido no conceito de ortotanásia, na qual a equipe de saúde não adota ou suspende medidas prolongadoras da vida em situações irreversíveis que estejam causando sofrimento intolerável ao paciente. Não cabe aqui o conceito de eutanásia, que configura prática criminosa em nosso país. Também não cabe o conceito de distanásia, situação totalmente diversa da ortotanásia, e que é justamente evitada com medidas como a extubação paliativa. As principais diferenças conceituais entre as três situações estão resumidas no Quadro 1.

Quadro 1 – Diferenças conceituais entre eutanásia, ortotanásia e distanásia

EUTANÁSIA	ORTOTANÁSIA	DISTANÁSIA
Antecipar a morte	Morrer naturalmente	Prolongar a morte
Interrupção da vida na presença de uma doença/situação de sofrimento irreversível	Não adoção de medidas prolongadoras da vida que acarretem sofrimento adicional	Adoção de medidas para manter o corpo vivo à custa de sofrimento inútil
Menos dias de vida, menos sofrimento	Morte na hora certa	Mais dias de vida, mais sofrimento

PRINCIPAIS INDICAÇÕES PARA EXTUBAÇÃO PALIATIVA

Recomendação: a extubação paliativa pode ser considerada quando todas as tentativas de desmame do suporte ventilatório foram frustradas (e a manutenção do suporte passa a ser compreendida como medida fútil). Também é uma opção quando a qualidade de vida do paciente é inaceitável e sem perspectiva de melhora, ou quando está claro que o suporte está causando sofrimento desnecessário [3].

Nota: em caso de diagnóstico de morte cerebral, seguir protocolos específicos para o manejo dessa situação.

PREPARO PRÉ-EXTUBAÇÃO

Reunião multiprofissional inicial

Recomendação: a reunião deve incluir a equipe de saúde envolvida na assistência ao paciente, em especial médicos, enfermeiros, psicólogos e fisioterapeutas. Essa primeira reunião tem como objetivo definir a irreversibilidade do quadro clínico e descartar a disponibilidade de opções terapêuticas adicionais, bem como buscar o consenso da equipe quanto à indicação da extubação paliativa [3]. Se necessário, o envolvimento de um médico de confiança do paciente ou a consulta ao Comitê de Ética institucional podem ser úteis [4]. Por meio da comunicação honesta e adequada e da abordagem compassiva, é possível a obtenção de um consenso a respeito do plano de cuidados mais adequado em até 96% dos casos [5].

Nota: a revisão do diagnóstico, intervenções terapêuticas já adotadas e evolução clínica do paciente são essenciais para a compreensão do quadro e definição dos próximos passos. É importante definir as condições respiratórias do paciente nesse momento (parâmetros que vêm sendo necessários para a manutenção da vida), bem como a expectativa para após a extubação. Esses dados serão de grande auxílio durante a reunião com os familiares que se seguirá, evitando expectativas pouco realistas por parte deles. Cabe aqui ressaltar que o procedimento de extubação paliativa não resulta necessariamente em óbito imediato do paciente após o procedimento. Um estudo retrospectivo realizado na Universidade da Califórnia observou uma mediana de 54 minutos entre a extubação e o óbito, porém alguns pacientes faleceram apenas depois de longos períodos, chegando a 165 horas [6]. Outro estudo, realizado na Universidade de Washington, demonstrou mediana de 35 minutos entre a extubação e o óbito, mas com descrição de pacientes cujo falecimento ocorreu após 890 minutos [7]. Alguns parâmetros clínicos têm sido associados a sobrevida inferior a 60 minutos após extubação paliativa: pH de 7.32 ou inferior, frequência respiratória igual ou inferior a 10 expansões por minuto, pressão arterial sistólica inferior a 84 mmHg, PEEP > 10 cm H_2O, pico de pressão inspiratória > 35 cm H_2O, FiO_2 > 70%, uso de vasopressores e ausência de analgesia [6]. Pacientes do sexo feminino e aqueles com idade mais avançada tendem a apresentar maior tempo de vida após a extubação [1]. Tais parâmetros, embora não sejam precisos, podem auxiliar a equipe médica durante as conversas posteriores com o paciente e familiares para que a decisão sobre a extubação paliativa seja feita da forma mais consciente possível.

Dica: o registro em prontuário do que foi discutido nessa reunião, bem como das pessoas presentes nela, é uma ferramenta importante de amparo do processo de extubação paliativa, servindo de base para os passos seguintes.

Reuniões com os familiares e/ou com o paciente

Recomendação: a primeira reunião deve incluir a equipe de saúde envolvida na assistência ao paciente, em especial médicos, enfermeiros, psicólogos, capelães e assistentes sociais, além de todos os membros da família mais próximos do paciente e responsáveis pelas decisões. Caso o paciente esteja consciente e capaz de tomar decisões, a reunião deve ser realizada à beira do leito, incluindo-o no processo decisório. Todo o processo diagnóstico e terapêutico deve ser revisado com os familiares [2, 8, 9]. Os valores e crenças do paciente, desejos por ele expressos enquanto consciente, existência de diretivas antecipadas de vontade e angústias pessoais dos familiares devem ser compreendidos e acolhidos nessa reunião. A seguir, devem ser colocadas claramente as opções disponíveis, incluindo a extubação paliativa, a qual deve ser explicada em detalhes. É importante abrir espaço para dúvidas de todos os envolvidos, buscando evitar pressão para a tomada de decisão. Dúvidas referentes ao significado da extubação paliativa (diferenças do processo de eutanásia, por exemplo) devem ser priorizadas e exaustivamente esclarecidas. Embora a retirada do suporte avançado de vida seja equivalente, do ponto de vista ético, à não introdução do suporte, diversos estudos demonstram que a retirada de estratégias terapêuticas é emocionalmente mais desafiadora e desconfortável para a família e para a equipe de saúde do que a decisão de não iniciar determinada estratégia, e cada família necessita de um tempo diferente para definições como essas [10, 11]. Se necessário, devem ser realizadas novas reuniões, permitindo que a família tenha tempo de compreender o processo e se posicionar com mais tranquilidade [12].

Nota: uma vez tomada a decisão pela extubação, podem ser definidos em reunião com a família (e com o paciente, se possível) os detalhes do procedimento, tais como: provável data e hora da extubação; pessoas que gostariam que estivessem presentes; se há algum ritual, músicas ou orações que a família gostaria de exercer antes do procedimento; como as crianças da família serão abordadas e envolvidas no processo; possível doação de órgãos após o óbito [13].

Dica: o registro em prontuário do que foi discutido nessas reuniões, bem como das pessoas presentes nela, é essencial para o prosseguimento do processo. Sem o devido registro, incorre-se no risco de mal-entendidos por parte de outros profissionais da saúde e familiares, bem como de realização de procedimentos desproporcionais à situação do paciente.

Reunião multiprofissional preparatória

Recomendação: uma vez tomada a decisão em consenso com os familiares, a equipe deve iniciar os preparativos práticos para o procedimento, descritos no Quadro 2. A reunião preparatória pode ainda ser utilizada para esclarecer eventuais dúvidas ou desconfortos de membros da equipe, certificando-se de que todos estão seguros da estratégia adotada [8]. O nível desejado de consciência do paciente para o período pós-extubação (consciente mas tranquilo, dormindo ou profundamente sedado) também deve ser determinado nessa reunião.

Dica: ao término da reunião multiprofissional, devem ser agendados a data e o horário do procedimento para que os profissionais envolvidos possam se organizar adequadamente. O agendamento deve ser informado à família quanto antes, proporcionando-lhes tempo de organização.

Quadro 2 – Preparativos práticos pré-extubação paliativa [14, 15]

Revisão de procedimentos que poderão ser suspensos, descontinuando sempre que possível os que estejam causando desconforto (sondas, acessos, monitores etc.) e aqueles que se revelem incoerentes com a realidade do paciente (antiarrítmicos, vasopressores etc.)
Descontinuar uso de bloqueio neuromuscular
Em pacientes em diálise, remover o máximo de volume possível antes da extubação e discutir a interrupção definitiva da diálise após o procedimento.
Descontinuar medidas rotineiras fúteis (coleta de exames, verificação de sinais vitais etc.)
Reforçar registros médicos de não iniciar medidas prolongadoras da vida (ressuscitação, antibióticos, hemodiálise, drogas vasoativas etc.)
Revisar a necessidade de hidratação e nutrição artificiais, que devem ser retiradas preferencialmente 24-48 horas antes da extubação, a não ser que estejam trazendo algum conforto
Iniciar medidas para redução de secreções pulmonares (caso o paciente ainda não esteja em uso) entre 12 e 48 horas antes do procedimento: escopolamina 1,5 mg por via subcutânea ou endovenosa em 24 horas (0,25 mg a cada 4 horas ou infusão contínua); no caso de pacientes muito secretivos ou pouco responsivos a escopolamina, pode-se utilizar propantelina 15 mg/ml em gel a ser aplicada em região retroauricular três vezes ao dia ou atropina (colírio) 0,5% 1-2 gotas por via sublingual a cada hora
Intensificação da fisioterapia respiratória nas horas que antecedem o procedimento
Liberação de visitas de familiares

PROCEDIMENTO DE EXTUBAÇÃO PALIATIVA

Ambiente

Recomendação: priorizar um ambiente tranquilo. Deve-se remover equipamentos desnecessários, criando espaço para os familiares e para a equipe (se necessário, providenciar cadeiras extras). Retirar restrições mecânicas, luvas e outros apetrechos que dificultem o contato entre o paciente e a família. Desligar monitores e alarmes sempre que possível. Desligar televisores, rádios e outros aparelhos, exceto no caso de pedido expresso da família ou do paciente.

Envolvimento da família

Recomendação: convidar os familiares a presenciar o procedimento, explicando que será solicitado que deixem a sala por alguns momentos quando a cânula for retirada, com o objetivo de permitir que o fisioterapeuta e o enfermeiro executem a aspiração e a limpeza do paciente (caso a família deseje permanecer no quarto, é importante revisar com eles o que acontecerá). Permitir a execução de rituais, orações etc. Manter a presença de psicólogo, capelão e/ou assistente social para prestar apoio à família durante todo o procedimento.

Pré-medicações

Recomendação: no caso de pacientes que já estejam recebendo opioides continuamente, administrar *bolus* da medicação em uso, seguido de aumento de 25% da velocidade de infusão. Para pacientes sem uso de opioides, iniciar infusão de morfina ou, alternativamente, fentanil. Considerar a associação de benzodiazepínicos para controle de ansiedade, que pode ocorrer no período de periextubação. A medicação de escolha, caso indicada a associação, é o mida midazolam. Cabe ressaltar que não há nenhuma evidência de que a administração de benzodiazepínicos e/ou opioides interfira no tempo de vida do paciente após a extubação, não havendo razão para limitar seu uso para pacientes que apresentem desconforto [7]. Todas essas informações estão detalhadas no Quadro 3.

Nota: mesmo que o paciente pareça confortável antes da extubação, é enfaticamente recomendável a administração de doses adicionais de opioides antes do procedimento, com o objetivo de prevenir desconforto. Essa conduta é particularmente útil quando o paciente tem apresentado sinais de desconforto/agitação durante procedimentos rotineiros de enfermagem ou durante as aspirações da cânula.

Dica: antes do procedimento, certificar-se de que as medicações potencialmente necessárias (opioides e benzodiazepínicos) estejam preparadas e facilmente acessíveis para uso imediato.

Retirada do ventilador

Recomendação: reduzir os parâmetros de alarme do ventilador (se possível, desligá-los). Num intervalo de 5 minutos, reduzir a FiO_2 para 30% e o PEEP para 5 [15]. Se o paciente apresentar desconforto a qualquer momento, ajustar as medicações (opioides e/ou benzodiazepínicos) antes de prosseguir para a próxima redução dos parâmetros ventilatórios. Proceder a retirada da cânula orotraqueal, envolvendo-a numa toalha. No caso de pacientes traqueostomizados, não recomendamos a retirada da cânula, apenas sua desconexão do ventilador. A mesma recomendação pode ser válida para pacientes com hemoptise, nos quais a manutenção da cânula pode ser útil para

Quadro 3 – Administração de opioides e benzodiazepínicos como pré-medicação para extubação paliativa [13, 16]

Paciente em uso de fentanil infusão contínua	Administrar *bolus* (25-50% da dose/hora) e, a seguir, aumentar a velocidade de infusão em 25%
Paciente em uso de morfina infusão contínua	Administrar *bolus* (100% da dose/hora) e, a seguir, aumentar a velocidade de infusão em 25%
Pacientes sem uso corrente de opioide	Iniciar morfina 5-10 mg por via endovenosa (bolus) e manter infusão de 2-5 mg/hora, mantendo *bolus* (50% da dose/hora) caso o paciente apresente desconforto. Titular a dose a cada 10 minutos, aumentando a velocidade de infusão em 25-50%, se necessário OU Iniciar fentanil 50-100 mcg por via endovenosa, seguido de infusão contínua de 25-100 mcg/hora, mantendo *bolus* (50% da dose/hora) caso o paciente apresente desconforto. Titular a dose a cada 10 minutos, aumentando a velocidade de infusão em 25-50%, se necessário
Paciente em uso de midazolam infusão contínua	Administrar *bolus* (50% da dose/hora) em 2 minutos e, a seguir, aumentar a velocidade de infusão em 25%
Paciente sem uso corrente de benzodiazepínicos	Administrar midazolam (*bolus*) de 1-2 mg por via endovenosa em 2 minutos e iniciar infusão com 1-2 mg/horas. Caso o paciente apresente desconforto, administrar *bolus* (50% da dose/hora) até a cada 15 minutos e aumentar a velocidade de infusão em 25%

conforto [15]. Realizar aspiração de possíveis secreções residuais. Avaliar a necessidade de oxigenoterapia para conforto.

Nota: há duas formas possíveis para a realização da retirada da ventilação mecânica: gradual (descrita anteriormente) ou imediata, que consiste na interrupção da ventilação mecânica sem redução prévia de parâmetros ventilatórios [17]. No entanto, um estudo prospectivo recente que comparou as duas estratégias demonstrou que a retirada imediata esteve associada a maior incidência de obstrução de vias aéreas, dificuldade respiratória e dor, motivo pelo qual recomendamos que a retirada gradual seja preferencialmente utilizada [18].

Dica: é recomendável que alguns membros da equipe de saúde (especialmente médico, psicólogo e enfermeiro/fisioterapeuta) permaneçam com o paciente e seus familiares por um período de 30 a 60 minutos após a estabilização do quadro. Essa medida tranquiliza os familiares, que precisarão se adaptar à nova situação, e permite que novos ajustes de medicação sejam realizados rapidamente.

Registro em prontuário

Recomendação: registrar todos os passos descritos no prontuário médico, incluindo a evolução imediata do paciente após a extubação (instabilidade, estabilidade ou óbito). Registrar o nome das pessoas presentes sempre que possível.

PERÍODO PÓS-EXTUBAÇÃO

Sedação

Recomendação: manter nível de sedação previamente determinado na reunião multiprofissional. Se necessário, manter infusão contínua de midazolam por via endovenosa (Quadro 3) (veja o Capítulo 15).

Monitoramento de sintomas

Recomendação: monitorar sinais de desconforto respiratório, dor e/ou ansiedade (Quadro 4), os quais devem ser prontamente medicados. Recomendamos a administração de *bolus* de morfina (50% da dose/hora) por via endovenosa a cada 10-15 minutos, seguido de aumento da velocidade de infusão em 25%, ou *bolus* de fentanil (50% da dose/hora) por via endovenosa a cada 10 minutos, aumento da velocidade de infusão em 25% – ou *bolus* de midazolam (50% da dose/hora) – por via endovenosa a cada 15-30 min e aumento da velocidade de infusão em 25%.

Quadro 4 – Sinais de desconforto em pacientes pós-extubação paliativa [15]

Frequência cardíaca > 120 bpm
Pressão sistólica > 160 mmHg
Frequência respiratória > 30 ipm (ou o dobro da FR basal)
Contrações faciais ("caretas") contínuas
Movimentação motora/agitação permanente
Tiragem intercostal ou respiração abdominal persistente

Nota: é importante esclarecer os familiares sobre episódios de respiração anormal e movimentos involuntários, que não necessariamente significam sofrimento, bem como sobre a disponibilidade de medidas para alívio de eventuais desconfortos.

Transferência de local

Recomendação: pacientes estáveis após 24-48 horas do procedimento de extubação podem ser retirados da UTI, sendo transferidos para quartos privativos na enfermaria, onde a família poderá permanecer mais próxima e com mais privacidade [15]. Além disso, o ambiente na enfermaria tende a ser menos agitado e barulhento.

Dica: a transferência deve ser sempre discutida previamente com a família, permitindo que seus membros expressem seus desejos. Embora compreendam que se trata de uma situação irreversível e que o óbito é o desfecho esperado, muitas famílias se sentem inseguras com a transferência para um quarto comum.

A depender das decisões familiares, o tempo para a transferência ao quarto poderá ser diminuído ou postergado.

Apoio à família

Recomendação: suporte psicológico, social e espiritual contínuos à família, inclusive após o óbito. O contato da equipe com os familiares alguns dias após o óbito é deveras recomendado, bem como acompanhamento psicológico por tempo indeterminado, conforme necessário [3].

Suporte à equipe

A equipe de saúde também pode apresentar necessidades emocionais significativas após um processo de extubação paliativa, e tais necessidades frequentemente não são reconhecidas ou adequadamente abordadas. Reuniões multiprofissionais após o procedimento podem auxiliar na identificação de necessidades emocionais por meio da troca mútua de impressões pessoais a respeito do processo adotado. É comum que as percepções sobre o sucesso do procedimento sejam muito discrepantes entre os profissionais envolvidos.

Manter a comunicação clara e respeitosa entre os membros da equipe pode auxiliar na identificação de eventuais falhas e na adoção de medidas que possam otimizar os procedimentos futuros, mantendo os profissionais comprometidos e aumentando seu bem-estar emocional.

REFERÊNCIAS

1. Cooke, C. *et al.* "Predictors of time to death after terminal withdrawal of mechanical ventilation in the ICU". *Chest*, 2010. 138(2): p. 289-97.
2. Stacy, K. "Withdrawal of life-sustaining treatment: a case study". *Critical Care Nurse*, 2012. 32(3): p. 14-24.
3. Truog, R. *et al.* "Recommendations for end-of-life care in the intensive care unit: a consensus statement by the American College of Critical Care Medicine". *Crit Care Med*, 2008. 36(3): p. 953-63.
4. Schneiderman, L. *et al.* "Effect of ethics consultations on nonbeneficial life-sustaining treatments in the intensive care setting: a randomized controlled trial". *JAMA*, 2003. 290(9): p. 1166-72.
5. Prendergast, T. "Resolving conflicts surrounding end-of-life care". *New Horiz*, 1997. 5(1): p. 62-71.
6. Huynh, T. *et al.* "Factors associated with palliative withdrawal of mechanical ventilation and time to death after withdrawal". *J Palliat Med*, 2013. 16(11): p. 1368-74.
7. Chan, J. *et al.* "Narcotic and benzodiazepine use after withdrawal of life support: association with time to death?" *Chest*, 2004. 126(1): p. 286-93.
8. Coelho, C.; Yankaskas, J. "Novos conceitos em cuidados paliativos na unidade de terapia intensiva". *Revista Brasileira de Terapia Intensiva*, 2017. 29(2): p. 222-30.
9. Downar, J. *et al.* "Guidelines for the withdrawal of life-sustaining measures". *Intensive Care Med*, 2016. 42(6): p. 1003-17.
10. Solomon, M. *et al.* "Decisional views on life-sustaining treatments". *Am J Public Health*, 1993. 83(1): p. 14-23.
11. Wiegand, D. "In their own time: the family experience during the process of withdrawal of life-sustaining therapy". *Journal of Palliative Medicine*, 2008. 11(8): p. 1115-21.
12. Azoulay, E. *et al.* "Risk of post-traumatic stress symptoms in family members of intensive care unit patients". *Am J Respir Crit Care Med*, 2005. 171(9): p. 987-94.
13. Leone, A.; King, L. "Ventilator withdrawal (palliative care) - Palmetto Health Quality Collaborative 2015". Disponível em: <https://docplayer.net/30149088-Ventilator-withdrawal-palliative-care.html>. Acesso em: 7 dez. 2018.
14. Von Gunten, C.; Weissman, D. "Symptom control for ventilator withdrawal in the dying patient". *J Palliat Med*, 2003. 6(5): p. 774-75.
15. Goodman, L.; Gustin, J.; Gafford, E. "Palliative ventilator withdrawal guideline – The Ohio State University 2017". Disponível em: <https://evidencebasedpractice.osumc.edu/Documents/Guidelines/PalliativeVentilatorWithdrawal.pdf>. Acesso em: 7 dez. 2018.
16. Campbell, M.; Yarandi, H.; Mendez, M. "A two-group trial of a terminal ventilator withdrawal algorithm: pilot testing". *Journal of Palliative Medicine*, 2015. 18(9): p. 781-85.
17. Szalados, J. "Discontinuation of mechanical ventilation at the end-of-life: the ethical and legal boundaries of physician conduct in termination of life support". *Critical Care Clinics*, 2007. 23(2): p. 317-37.
18. Robert, R. *et al.* "Terminal weaning or immediate extubation for withdrawing mechanical ventilation in critically ill patients (the ARREVE observational study)". *Intensive Care Med*, 2017. 43(12): p. 1793.

15
Sedação paliativa

A **sedação paliativa** é uma estratégia terapêutica que pode ser utilizada tanto em adultos quanto em crianças com doenças avançadas, incuráveis e terminais, nas quais é elevada a ocorrência de sintomas refratários causadores de grande sofrimento. A indicação de sedação paliativa é extremamente variável entre os serviços de saúde (de 10% a 50%, em média 20% a 30%), dependendo do perfil dos pacientes assistidos, de questões culturais locais e da proficiência da equipe de saúde responsável.

DEFINIÇÃO

Sedação paliativa é a utilização monitorada de medicamentos com o intuito de aliviar sintomas graves refratários – sejam eles de ordem física, espiritual e/ou psicossocial – em pacientes com diagnóstico de doença terminal, por meio da indução de graus variáveis de inconsciência. O objetivo primordial é promover conforto e aliviar o sofrimento, e não acelerar a morte. Dados suficientes na literatura comprovam que a sedação paliativa adequadamente indicada e administrada não reduz o tempo de vida dos pacientes [1-3].

INDICAÇÕES PARA SEDAÇÃO PALIATIVA

Recomendação: a sedação paliativa pode ser indicada na presença de sintomas graves, refratários a tratamento, em pacientes com doença em fase terminal. Embora seja mais comumente utilizada para controle de dor, dispneia, *delirium* hiperativo e convulsões, sua indicação pode abranger qualquer sintoma grave refratário que esteja causando sofrimento ao paciente, inclusive existencial ou psicossocial [4-6].

Sintomas graves refratários

Considera-se sintoma grave refratário aquele que é absolutamente intolerável pelo paciente e preenche um dos critérios a seguir, preferencialmente avaliados por mais de um membro da equipe de saúde [6, 7]:

- intervenções terapêuticas adicionais não serão capazes de promover alívio adequado;
- as intervenções terapêuticas adicionais disponíveis estão associadas a efeitos adversos (agudos ou crônicos) excessivos e intoleráveis;
- intervenções terapêuticas adicionais não serão capazes de promover alívio num período de tempo aceitável.

Situações que NÃO devem motivar a indicação de sedação paliativa

As seguintes situações não devem justificar a indicação de sedação paliativa:

- intenção de acelerar o processo de morte por meio da depressão respiratória;
- avaliação inadequada/incompleta de sintomas graves, considerando-os refratários precocemente;
- por desejo dos familiares, e não para benefício direto do paciente.

AVALIAÇÃO INICIAL DE PACIENTES COM SINTOMAS REFRATÁRIOS

Avaliação clínica diagnóstica

Recomendação: o histórico clínico e o exame físico devem se basear na revisão do caso como um todo, buscando a confirmação do prognóstico irreversível e de condições potencialmente reversíveis causadoras dos sintomas (obstrução intestinal aguda, hipertensão intracraniana, infecções, retenção urinária aguda, tratamento inadequado da dor, entre outras).

Nota: raramente são necessários exames complementares adicionais (laboratoriais, radiológicos ou de outra natureza). Tais procedimentos devem ser restritos a situações em que ainda existam dúvidas quanto à reversibilidade do sintoma, analisando-se sempre os riscos e benefícios de seus resultados.

Revisão das estratégias instituídas até o momento

Recomendação: a revisão de todas as estratégias instituídas para o controle dos sintomas deve ser criteriosa e realizada, preferencialmente, por equipe multiprofissional capacitada em cuidados paliativos.

Nota: a revisão dos tratamentos instituídos é o aspecto mais importante da definição de refratariedade de um sintoma. Sua condução por uma equipe multiprofissional com proficiência em cuidados paliativos reduz as chances de negligenciarmos abordagens potencialmente benéficas e otimiza o controle dos sintomas, muitas vezes culminando na não indicação da sedação.

Dica: sugerimos veementemente que as cinco questões relacionadas no Quadro 1 sejam respondidas pela equipe de saúde antes da indicação formal de sedação paliativa, a qual poderá ser proposta com tranquilidade caso as respostas de 1 a 4 sejam afirmativas e a resposta 5 seja negativa.

Quadro 1 – Questões sugeridas antes da indicação formal de sedação paliativa

1. Todos os esforços foram feitos para identificar e tratar as causas reversíveis do sofrimento?
2. A equipe de cuidados paliativos (ou o profissional capacitado na área) foi consultada?
3. Todas as abordagens não farmacológicas pertinentes foram aplicadas?
4. Todos os tratamentos farmacológicos pertinentes foram aplicados?
5. Existem opções de tratamento potencialmente eficazes que não comprometam o nível de consciência?

Participação do paciente

Recomendação: a definição de refratariedade de um sintoma cabe ao médico, mas a determinação de sua intolerabilidade é do paciente. Assim, a decisão de administrar a sedação paliativa não deve ser tomada em virtude de uma situação momentânea específica, e sim no contexto de um plano de cuidados paliativos, no qual médico e paciente definem juntos as situações que justificarão tal estratégia.

O fluxograma a seguir pode ser utilizado para auxiliar na definição de refratariedade de um sintoma.

Figura 1 – Fluxograma para definição de refratariedade do sintoma no cenário de cuidados paliativos

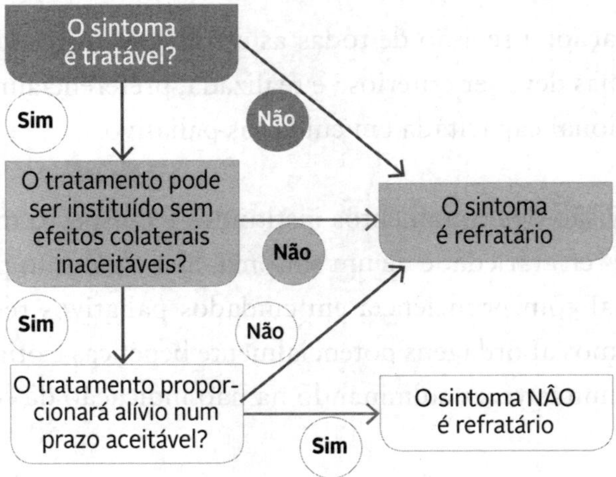

ADMINISTRAÇÃO DA SEDAÇÃO PALIATIVA

Comunicação ao paciente e/ou a seus familiares e obtenção do consentimento

Recomendação: uma vez que a sedação paliativa esteja indicada, a abordagem do paciente e/ou de seus familiares deve ser pautada pelos seguintes passos:

1. O processo deve ser realizado preferencialmente na presença da equipe multiprofissional, preferencialmente médico, enfermeira, psicólogo e capelão.
2. Caso o paciente esteja lúcido e em condições clínicas/psicológicas para tomar decisões, deve-se pedir seu consentimento. A discussão com ele precisa incluir: explicação clara sobre as condições gerais e causas do(s) sintoma(s) em questão; recapitulação das medidas instituídas até o momento (e seus resultados insatisfatórios); explanação sobre a administração da sedação (incluindo via de administração, nível de inconsciência almejado, estratégias de monitoramento e critérios para eventual descontinuação da sedação, se for pertinente); e explicitação da evolução esperada do(s) sintoma(s). É

essencial esclarecer que essa estratégia não acelera o processo de morte, explicitando a diferença entre sedação paliativa e eutanásia.

3 Caso o paciente não esteja em condições de tomar decisões, verificar se ele produziu diretivas antecipadas de vontade (DAV), discutidas em momento anterior, nas quais se posicione quanto à sedação e seguir o que ele tenha determinado. Na ausência de DAV, todo o processo de obtenção de consentimento deve ser realizado com os familiares ou o representante legal.

4 Em casos emergenciais, nos quais o grau de sofrimento do paciente é intolerável mesmo que por poucos minutos, e nos quais não haja DAV disponíveis nem familiares/representantes legais presentes, a sedação paliativa é considerada a melhor prática clínica, devendo ser instituída de imediato, sem necessidade do consentimento (por exemplo: hemorragia maciça).

5 Registrar o processo de obtenção de consentimento no prontuário médico, incluindo a identificação de todos os presentes (tanto familiares quanto membros da equipe de saúde).

Nota 1: na prática, o processo de obtenção do consentimento para sedação paliativa não é tão formal quanto parece. A prioridade é que a comunicação entre equipe de saúde, paciente e familiares seja clara, empática e objetiva, esclarecendo dúvidas e estabelecendo os objetivos do processo. Assim, a obtenção do consentimento pode ser muito simples (quando a sedação paliativa já vinha sendo discutida como parte de um plano de cuidados paliativos, por exemplo) ou extremamente complexa (quando não existiram discussões prévias a respeito da evolução da doença, ou quando as convicções das partes envolvidas são muito discrepantes). A necessidade de uma comunicação irrepreensível é o motivo pelo qual recomendamos veementemente que o processo seja conduzido por equipe com capacitação e experiência em cuidados paliativos.

Nota 2: o registro em prontuário, ao contrário do que se imagina, pode ser breve e objetivo, resumindo em poucas linhas o motivo da indicação de sedação paliativa e que indivíduos (equipe, paciente e familiares) participaram do processo de obtenção do consentimento. Mesmo simplificado, esse registro é de suma importância para evitar mal-entendidos futuros.

Estabelecimento do nível de sedação desejado

Recomendação: o ideal é que se atinja um nível de sedação entre -1 e -3 pela Richmond Agitation Sedation Scale (RASS), descrita no Quadro 2, sendo aceitável nível -4 em alguns casos. A sedação em nível -5, na qual ocorre comprometimento das funções cerebrais básicas (depressão respiratória), **NÃO** deve ser a meta do procedimento, sendo tal atitude considerada má prática clínica [4, 7].

Quadro 2 – Richmond Agitation Sedation Scale (RASS)

PONTUAÇÃO	CLASSIFICAÇÃO	DESCRIÇÃO
4	Combativo	Combativo, violento, risco para a equipe
3	Muito agitado	Conduta agressiva, puxa ou remove tubos ou cateteres, agressivo verbalmente
2	Agitado	Movimentos despropositados frequentes, "briga" com o ventilador
1	Inquieto	Intranquilo, ansioso, sem movimentos vigorosos ou agressivos
0	Alerta e calmo	Alerta, calmo
-1	Sonolento	Adormecido, facilmente despertável, mantém contato visual por mais de 10 segundos
-2	Sedação leve	Despertar precoce ao estímulo verbal, mantém contato visual por menos de 10 segundos
-3	Sedação moderada	Movimentos e abertura ocular ao estímulo verbal, mas sem contato visual
-4	Sedação intensa	Sem reação ao estímulo verbal, mas apresenta movimentos ou abertura ocular ao toque (estímulo físico)
-5	Não desperta	Sem reação a estímulo verbal ou físico

ESTABELECIMENTO DO TIPO DE SEDAÇÃO DESEJADO

Recomendação: a sedação paliativa é, na maior parte dos casos, administrada de forma **contínua** até o momento do óbito, considerando que suas indicações são quase restritas a pacientes em fase final de vida, para os quais a expectativa de vida seja de até duas semanas. A **sedação intermitente** pode ser indicada em situações específicas nas quais o paciente enfrenta sintomas graves refratários, mas a expectativa para ocorrência do óbito é superior a 2 a 4 semanas.

Nota 1: dados da literatura mostram que 47% dos pacientes para os quais é indicada **sedação profunda contínua** evoluem a óbito dentro de 48 horas, enquanto outros 47% morrem em até sete dias. Apenas 2% deles mantêm-se sedados por mais de duas semanas [8]. Esses dados corroboram a recomendação de que a **sedação contínua** é em geral indicada para pacientes com expectativa de vida de até duas semanas. A indicação de **sedação intermitente** é relativamente restrita a casos em que há maior dificuldade para identificar a fase final de vida, como em pacientes com distrofias musculares, esclerose lateral amiotrófica ou insuficiência cardíaca crônica grave. Nesses casos, a **sedação intermitente** pode ser iniciada como primeiro passo, dando à equipe a oportunidade de estabelecer se o sintoma em questão é permanentemente refratário ou não [6, 9].

Nota 2: muitas vezes a equipe de saúde enfrenta dificuldades para estimar o tempo de vida dos pacientes. Na prática, a presença de sinais e sintomas característicos da fase terminal funciona como indicador de que a morte próxima é inevitável. O aspecto mais característico é a cessação quase completa de ingesta de líquidos e alimentos. Além disso, os pacientes estão frequentemente caquéticos, cansados e limitados ao leito. Podem estar desorientados e/ou sonolentos. Tais sinais, associados a sintomas indicativos de progressão da doença de base, sugerem veementemente que o paciente esteja em fase final de vida, guiando assim o processo decisório em relação à sedação paliativa contínua.

Drogas indicadas e posologia

Pacientes internados em enfermarias

Recomendação: a droga de escolha é **midazolam**, nas diluições e doses descritas no Quadro 3 [10]. A dose máxima diária de **midazolam** não deve ultrapassar 20 mg/h. Uma opção efetiva em segunda linha, se disponível, é a **clorpromazina**, na diluição de 50 mg em 200 ml de solução fisiológica 0,9%, iniciando-se a infusão contínua com 12 ml/h (3 mg/h) por via subcutânea, podendo-se atingir a dose máxima de 150 mg/24 h [11]. Essa opção é especialmente eficaz para casos de *delirium* agitado refratário, e pode ser associada ao **midazolam** se necessário.

Pacientes internados em UTIs

Recomendação: para pacientes em UTI, nos quais não houve controle adequado dos sintomas com **midazolam,** há a opção de utilizar **propofol,** iniciando-se com *bolus* de 1-1,5 mg/kg (sem diluição) seguido de infusão contínua com 2 mg/kg/h por via endovenosa [12], ou **cloridrato de dexmedetomidina,** iniciando-se com 1 mcg/kg por 10 minutos seguido de infusão contínua de 0,2-0,7 mck/kg/h.

Quadro 3 – Drogas utilizadas em sedação paliativa e suas respectivas dosagens preconizadas

MEDICAMENTO	DOSE	VELOCIDADE DE INFUSÃO	VIA DE ADMINISTRAÇÃO	OBSERVAÇÃO
Midazolam	OPÇÃO DE DILUIÇÃO 1: 50 mg diluídos em 240 ml SF0,9% (0,2 mg/ml)	Inicial: 180 ml/h por 4 minutos, depois 4 a 6 ml/h (0,8 a 1,2 mg/h)	Subcutânea ou endovenosa	Máximo: 20 mg/h
		Aumento de 50% da dose a cada 60 minutos (até alcançar a sedação desejada)		
	OPÇÃO DE DILUIÇÃO 2: 100 mg diluídos em 80 ml SF 0,9% (1 mg/ml)	Inicial: 36 ml/h por 4 minutos, depois 0,8 a 1,2 ml/h (0,8 a 1,2 mg/h)		
		Aumento de 50% da dose a cada 60 minutos (até alcançar a sedação desejada)		
Clorpromazina	Inicial: 50 mg diluídos em 200 ml de SF 0,9%	Contínua: 12 ml/h (3 mg/h)	Endovenosa	Pode ser associada ao midazolam
	Máxima: 150 mg/24 h			
Fenobarbital	Inicial: 800 mg diluídos em 32 ml de SF 0,9% (20 mg/ml)	Contínua: 33,3 mg/min (800 mg/24 h)	Endovenosa	Se for necessário aumentar a dose diária, diluir 1600 mg de fenobarbital em 64 ml e infundir 66,6 mg/min (1600 mg/24 h)
	Máxima: 1600 mg/24 h			
Propofol	Inicial: bolus 1-1,5 mg/kg (sem diluição)	Contínua: 2 mg/kg/h (após bolus)	Endovenosa	Uso exclusivo em UTI
Cloridrato de dexmedetomidina	Inicial: 1 mcg/kg em 10 min	Contínua: 0,2-0,7 mcg/kg/h	Endovenosa	Uso exclusivo em UTI

Nota 1: no caso de utilização de **propofol**, é necessário suspender benzodiazepínicos e neurolépticos, devendo a dose de opioides ser reduzida pela metade.

Nota 2: pacientes que estejam em uso de opioides (para controle de dor ou dispneia, por exemplo) não devem interromper o uso após a sedação. Cabe ressaltar que o opioide não deve ser administrado na mesma solução da sedação, visto que as drogas têm indicações diferentes e colocá-las no mesmo soro dificulta a titulação do sedativo.

Nota 3: caso seja necessário atingir rapidamente o nível adequado de sedação (*delirium* hiperativo grave refratário, por exemplo), pode ser feito um *bolus* inicial de 5 a 10 mg de **midazolam.**

MONITORAMENTO

Avaliação do nível de sedação

Recomendação: o nível de sedação (RASS) deve ser verificado a cada 60 minutos e, depois de atingido o nível desejado (entre -1 e -3), a cada 6 horas. A cada verificação da RASS, a velocidade de infusão da sedação deve ser ajustada de acordo com o Quadro 4.

Quadro 4 – Ajuste da velocidade de infusão da sedação paliativa

NÍVEL DE SEDAÇÃO PELA RASS	AJUSTE DA VELOCIDADE DE INFUSÃO
Entre 0 e 4	Aumentar a velocidade de infusão em 50%
Entre - 3 e - 1	Manter velocidade de infusão
Entre - 5 e - 4	Confirmar com o médico responsável se esse nível é aceitável; se necessário, reduzir velocidade de infusão em 30%

Medidas essenciais

Recomendação: a atenção a alguns cuidados ao paciente sob sedação e a seus familiares deve ser priorizada (Quadro 5).

Quadro 5 – Medidas essenciais no cuidado ao paciente sob sedação paliativa

1. Manter todas as medidas de higiene e conforto
2. Discutir a suspensão de suporte nutricional e hidratação artificial (veja o Capítulo 16)
3. Avaliar individualmente a necessidade de monitoramento de sinais vitais rotineiros, especialmente nas últimas horas de vida
4. Manter a medicação de controle sintomático (opioides, por exemplo)
5. Evitar medicamentos por via intramuscular
6. Suspender medicamentos fúteis, como vitaminas, hormônios, hipolipemiantes etc.
7. Monitorar a ocorrência de retenção urinária ou impactação fecal
8. A comunicação verbal com o paciente deve ser mantida a cada procedimento a ser realizado, mesmo em pacientes profundamente sedados, traduzindo respeito à pessoa ao mesmo tempo que a família toma ciência do que está sendo feito
9. A família deve receber suporte contínuo, incluindo abordagem psicológica e espiritual
10. Monitorar sinais de morte iminente (cianose, hipotensão, roncos pulmonares), explicando-se o processo de morte aos familiares
11. A família deve ter direito à privacidade e ao apoio
12. Providenciar suporte social para medidas práticas relacionadas com o funeral e outras questões burocráticas

REFERÊNCIAS

1. Maltoni, M.; Pittureri, C.; Scarpi, E. "Palliative sedation therapy does not hasten death: results from a prospective multicenter study". *Ann Oncol*, 2009. **20**: p. 1163-69.
2. Maltoni, M.; Scarpi, E.; Rosati, M. "Palliative sedation in end-of-life care and survival: a systematic review". *J Clin Oncol*, 2012. **30**(1378-1383): p. 1378.
3. Beller, E.; van Driel, M.; McGregor, L. "Palliative pharmacological sedation for terminally ill adults". *Cochrane Database Syst Rev*, 2015. **1**: p. CD010206.
4. Wein, S. "Sedation in the imminently dying patient". *Oncology*, 2000. **14**: p. 585-92.
5. Cherny, N.; Portenoy, R. "Sedation in the management of refractory symptoms: guidelines for evaluation and treatment". *Journal of Palliative Care*, 1994. **10**: p. 31-38.
6. Cowan, J.; Palmer, T. "Practical guideline for palliative sedation". *Current Oncol Rep*, 2002. **4**: p. 242--49.
7. Chater, S. *et al.* "Sedation for intractable distress in the dying: a survey of experts". *Palliat Med,* 1998. **12**: p. 255-69.
8. Verhagen, C. "Incidence, methods and outcome of palliative sedation before and after publication of a specific guideline in the Netherlands". *EAPC*, 2005.
9. Simon, S. *et al.* "Benzodiazepines for the relief of breathlessness in advanced malignant and non-malignant diseases in adults". *Cochrane Database Syst Rev*, 2016. **10**: CD007354.
10. Levy, M.; Cohen, S. "Sedation for relief of refractory symptoms in the imminently dying: a fine intentional line". *Seminars in Oncol*. **32**: p. 237-46.
11. McIver, B.; Walsh, D.; Nelson, K. "The use of chlorpromazine for symptom control in dying cancer patients". *J Pain Symptom Manage*, 1994. **9**: p. 341-45.
12. Mercadante, S.; De Conno, F.; Ripamonti, C. "Propofol in terminal care". *J Pain Symptom Manage*, 1995. **10**: p. 639-42.

16
Cuidados de fim de vida

A **"fase final de vida"** (FFV) pode ser definida como o período de horas a dias que antecede a morte de um paciente com diagnóstico de doença terminal [1]. As equipes de saúde são, em geral, altamente capacitadas para diagnosticar a incurabilidade de uma doença (e portanto prever seu desfecho final), mas sua tendência a superestimar o tempo de vida desses pacientes é bem conhecida, descrevendo-se estimativas excessivamente otimistas em 63% dos casos [2]. Embora seja compreensível, do ponto de vista emocional, que a equipe de saúde faça prognósticos enviesados, o não reconhecimento de que um paciente está vivendo seus momentos finais pode privá-lo de receber de cuidados mais adequados e proporcionais à sua situação de vida – e até mesmo submetê-lo a tratamentos e procedimentos desnecessários, causando mais sofrimento [3].

DIAGNÓSTICO DA FASE FINAL DE VIDA

Recomendações: aplicação do Palliative Prognostic Index (PPI) (veja o Capítulo 1), o qual identifica um prognóstico de menos de três semanas para pacientes com índice superior a 6 [4]. Além do cálculo do PPI, é preciso verificar a presença de sinais clínicos que sugerem processo ativo de morte (descritos no Quadro 1).

Quadro 1 – Sinais e sintomas sugestivos de que o paciente esteja em processo ativo de morte [5, 6]

Fraqueza grave progressiva	Incapacidade de fechar os olhos
Limitação ao leito	Alucinações envolvendo pessoas queridas já falecidas
Dormindo a maior parte do tempo	Pedidos para ir para casa ou similares
Indiferença a líquidos e alimentos	Alteração do padrão respiratório (Cheyne-Stokes ou apneias)
Dificuldade de deglutir	Respiração ruidosa (sororoca) ou com movimentação mandibular
Desorientação no tempo	Extremidades frias e pálidas
Hipotensão não associada a hipovolemia	Hipotensão arterial com aumento da frequência cardíaca e pulso fino
Incontinência urinária ou retenção associada a fraqueza	Alterações no estado mental (*delirium*, agitação, coma)
Oligúria	Ausência de pulso na artéria radial

COMUNICAÇÃO COM O PACIENTE E SEUS FAMILIARES

Recomendações: assim que o diagnóstico de fase final de vida for fechado, o paciente (se possível) e os familiares devem ser informados sobre essa situação, definindo-se os objetivos do cuidado e garantindo a eles apoio emocional, espiritual e social (Quadro 2).

Nota: a preocupação com as necessidades de familiares e cuidadores na fase final de vida é uma parte crítica do cuidado adequado, considerando que uma grande variedade de emoções pode emergir nessa situação (exaustão, ansiedade, isolamento, depressão, estresse, transtornos do sono, entre outros) [7]. Tais emoções podem ser minimizadas ou exacerbadas dependendo da qualidade da comunicação que se estabelece entre os familiares e a equipe de saúde.

Quadro 2 – Recomendações para a condução de reuniões familiares na fase final de vida

PRÉ-REUNIÃO

- esclarecer os objetivos da reunião e o papel de cada membro da equipe
- definir os participantes da reunião (membros da equipe, paciente, familiares, amigos)
- agendar data, horário e local (com privacidade e tempo disponível suficientes)

REUNIÃO FAMILIAR

- apresentar os membros da equipe; preferencialmente, a reunião deve ser conduzida por mais de uma pessoa
- solicitar que um dos participantes resuma a compreensão da família a respeito do que está ocorrendo e as medidas que têm sido tomadas no cuidado com o paciente (esse momento destina-se a alinhar a compreensão do paciente e de sua família com a da equipe)
- rever os objetivos da reunião e esclarecer as decisões a ser tomadas
- determinar a urgência dessas decisões, considerando o prognóstico do paciente
- esclarecer que todos terão oportunidade de expor suas dúvidas e seus pontos de vista
- revisar o estado de saúde do paciente, solicitando que os familiares descrevam o que sabem até aquele momento e em seguida atualizando/esclarecendo as informações (nesse ponto, é importante estimular os participantes a expor suas dúvidas e esclarecê-las)
- esclarecer as expectativas individuais
- esclarecer crenças e valores pessoais (do paciente e dos familiares) para determinar quais serão os objetivos mais importantes a ser atingidos
- relembrar condições definidas previamente pelo paciente, no caso da existência de diretivas antecipadas de vontade (DAV)
- discutir as implicações práticas das preferências e expectativas pessoais (os objetivos expostos são realistas?)
- dar tempo para discussão privada entre os familiares, se assim o desejarem
- revisar os objetivos definidos

FINALIZAÇÃO DA REUNIÃO

- resumir o que foi discutido
- alertar paciente e seus familiares quanto à possibilidade de situações inesperadas
- definir aquele que será responsável por receber novas atualizações do estado de saúde
- registrar no prontuário os principais aspectos discutidos e decisões tomadas, bem como pessoas presentes à reunião
- agendar nova reunião de atualização, se pertinente

CASO NÃO HAJA CONSENSO QUANTO ÀS DECISÕES A SER TOMADAS

- esclarecer os pontos de divergência e as opções possíveis
- estimular os familiares a refletir sobre esses pontos, sugerindo fontes de informação e colocando a equipe à disposição para o esclarecimento de dúvidas
- definir um prazo para nova reunião

CUIDADOS GERAIS

Recomendação: priorizar medidas que proporcionem maior conforto e previnam sofrimento (Quadro 3).

Quadro 3 – Principais medidas gerais na fase final de vida

CUIDADOS COM A PELE
• avaliar a presença de lesões de pele, que nessa fase podem surgir repentinamente • manter cuidados rotineiros para lesões cutâneas preexistentes, com atenção redobrada para evitar medidas desproporcionais (como debridamento) • manter a pele hidratada por meio da aplicação de emolientes
CUIDADOS COM AS MUCOSAS
• avaliar a presença de lesões na mucosa oral que possam causar desconforto • higiene da mucosa oral (pelo menos três vezes ao dia) • hidratação da mucosa oral com gaze embebida em água filtrada; se disponível, aplicar saliva artificial • uso de hidratantes labiais, como manteiga de cacau ou acetato de racealfatocoferol (pelo menos três vezes ao dia)
MOBILIDADE
• mudanças de decúbito devem ser realizadas de forma individualizada, priorizando-se o conforto do paciente; nas últimas horas de vida, a mudança de decúbito é geralmente desconfortável e pode ser preterida se esse for o caso • o cuidado ao manipular o paciente deve ser redobrado nessa fase, evitando-se quedas, manobras bruscas, lesões de pele por fricção e desencadeamento de dor • a restrição mecânica não deve ser indicada, mesmo em caso de agitação extrema (a administração de medicação adequada pode controlar o quadro com eficácia)
HIGIENE
• manter rotina de banhos diários da forma mais confortável para o paciente, incluindo lavagem dos cabelos e aproveitando o momento do banho para massagear áreas de tensão; no entanto, por vezes os banhos são desconfortáveis nas últimas horas de vida, podendo-se utilizar apenas lenços umedecidos para a higiene • estipular de forma individualizada a frequência da troca de fraldas, priorizando-se o conforto do paciente • manter as roupas de cama limpas e secas
DIETA
• oferecer alimentação caso o paciente deseje e seja capaz de deglutir • enquanto o paciente desejar receber alimentos, estes poderão ser oferecidos na consistência e quantidade mais adequadas, que minimizem o risco de intercorrências graves como a obstrução aguda da via aérea; microaspirações são esperadas e o seu risco deve ser avaliado da ótica do conforto que a alimentação pode trazer • os familiares devem ser orientados a não insistir para que o paciente coma, visto que tal insistência pode gerar grande sofrimento nos pacientes que mantêm a lucidez; sugerir à família que os cuidados e o carinho podem ser oferecidos de outras formas nessa fase • os pacientes incapazes de deglutir, mas que desejem sentir determinados sabores, podem receber pequeno volume de alimento apenas para estimular as papilas gustativas, sem deglutição

→

→

SINAIS VITAIS
• a verificação de sinais vitais deve ser restrita ao mínimo possível (1 vez ao dia, ou suspensão), evitando incomodar o paciente e gerar estresse (no caso de piora dos parâmetros verificados); é importante esclarecer aos familiares o motivo dessas restrições, para que não haja impressão de descaso ou abandono; a verificação rotineira de sinais vitais pode, por exemplo, ser substituída pela verificação periódica do conforto, priorizando-se o posicionamento do paciente, a arrumação de roupas de cama ou quaisquer outros aspectos que possam maximizar a sensação de bem-estar • a verificação de sinais específicos que possam contribuir para a manutenção do conforto (febre alta, por exemplo) pode ser mantida, sempre avaliando-se os benefícios para o paciente
VIAS PARA ADMINISTRAÇÃO DE MEDICAMENTOS
• pacientes com acesso venoso já instalado ou portadores de cateter totalmente implantado podem ser mantidos com o acesso, que auxiliará a administração de medicamentos para o manejo de sintomas • pacientes com gastrostomia funcionante devem ter essa via priorizada para a administração de medicamentos • pacientes que não estejam com acesso venoso instalado e necessitem de via eficaz para administração de medicamentos são candidatos à instalação de hipodermóclise [8]
ELIMINAÇÕES FISIOLÓGICAS
• avaliar periodicamente a diurese e as evacuações, atentando para potenciais desconfortos causados por retenção urinária e constipação intestinal • a cateterização urinária de demora pode ser uma opção para pacientes com restrição grave de mobilidade (fratura de fêmur, por exemplo) ou com retenção urinária aguda • procedimentos invasivos (como lavagens intestinais) raramente são necessários nessa fase, devendo ser restritos a situações em que a constipação intestinal esteja causando desconforto evidente
VISITAS E AMBIENTE
• proporcionar ambiente tranquilo e agradável, de acordo com as preferências do paciente, e que promova a privacidade da família • permitir a individualização do ambiente, com músicas, programas de TV, fotografias ou outros artifícios que possam torná-lo mais familiar e significativo para o paciente e seus familiares • permitir e estimular a permanência de membros da família e amigos de acordo com os desejos do paciente; se for da vontade deste e/ou de seus familiares que as visitas sejam restritas, a equipe de saúde poderá auxiliá-los na limitação do fluxo de pessoas, afixando uma mensagem na porta do quarto que oriente os visitantes a se dirigir ao posto de enfermagem para orientações antes de entrar • auxiliar a viabilização da visita de crianças e animais de estimação, desde que seja desejo do paciente e não traga riscos adicionais; caso as rotinas institucionais para esse tipo de visita sejam muito restritivas, sugerimos a revisão destas para pacientes nessa fase de vida, que demanda atenção diferenciada
MEDICAMENTOS E PROCEDIMENTOS
• a equipe médica deve avaliar diariamente a prescrição, buscando com a família e o paciente um consenso que permita manter apenas medicações e procedimentos que proporcionem conforto ao paciente (descontinuar medicamentos fúteis, como hormônios tireoidianos, vitaminas, coletas de exames etc.); é importante que a suspensão de remédios utilizados de longa data pelo paciente não seja percebida pela família como desassistência, sendo essencial a explicação clara dos motivos da suspensão; cabe ressaltar que a utilização de termos como "medicação fútil" pode causar nos familiares a sensação de cuidado inadequado, devendo portanto ser evitada • manter medicações "se necessário", para ser administradas em caso de sinais de desconforto (em especial analgésicos, ansiolíticos, antieméticos, anticonvulsivantes e antipsicóticos) • rever a necessidade de procedimentos fisioterápicos, que nessa fase em geral podem se restringir a massagens de conforto e movimentação passiva dos membros

→

→

COMUNICAÇÃO ENTRE OS PROFISSIONAIS DA SAÚDE ENVOLVIDOS
• a equipe multiprofissional deve manter comunicação frequente e alinhada durante todo o processo, esclarecendo eventuais dúvidas a qualquer momento, sempre antes de abordar o paciente ou familiares; esse cuidado evita insegurança e mal-entendidos • todos os profissionais envolvidos no cuidado do paciente devem manter-se informados sobre o planejamento de cuidados e a evolução esperada, evitando-se assim medidas desproporcionais e deletérias
COMUNICAÇÃO COM O PACIENTE E COM SEUS FAMILIARES
• manter comunicação constante com o paciente e seus familiares, explicando incansavelmente cada modificação do quadro clínico e as medidas instituídas • incentivar os familiares a falar, tocar e confortar seu ente querido (embora não seja possível conhecer a experiência de cada paciente, observa-se que essas atitudes costumam proporcionar tranquilidade) • preparar a família para os sinais esperados na fase final, esclarecendo que são característicos do processo de morte e que, se devidamente manejados, não causarão sofrimento ao paciente [9]: 1. diminuição progressiva do nível de consciência 2. movimentos e expressões faciais sem sentido (que não significam sofrimento) 3. respiração ruidosa ("sororoca" e estridor pela queda de base de língua) 4. períodos de consciência pouco antes do óbito 5. possibilidade de intercorrências agudas (hemorragias, convulsões etc.) • aconselhar a família a comunicar as demais pessoas significativas que não estejam presentes sobre a proximidade do óbito, permitindo que elas escolham estar ou não presentes no momento do desfecho final • esclarecer dúvidas remanescentes (perguntar sobre experiências anteriores com a morte) • orientar sobre como proceder imediatamente após o óbito • oferecer apoio psicológico, social e espiritual continuamente
APOIO ESPIRITUAL
• o paciente que se encontra em fim de vida passa a receber uma atenção mais contínua no que diz respeito ao cuidado espiritual. Diante das angústias do luto e da necessidade de refletir sobre o passado e programar o futuro, o paciente e a família podem entrar em movimento de retrospectiva do que julgam mais importante na vida e de quanto se disponibilizaram para isso. Neste momento a escuta ajuda no resgate biográfico, sem julgamentos, ajudando-os a refazer o caminho de autocompaixão e, talvez, a reinterpretar algumas situações do passado que causem dor e sofrimento • no processo de cuidado do paciente e da família, elementos litúrgicos e religiosos podem ser fundamentais, como a ministração de sacramentos, orações e leituras. Outras atitudes potencialmente úteis são a presença compassiva, a aceitação da finitude e da completude da vida, a elaboração da lista de motivos de gratidão, a confirmação do legado, a promoção de reencontros e a reconciliação com indivíduos e com Deus

ABORDAGEM ESPECÍFICA DOS SINTOMAS MAIS FREQUENTES NA FFV

Recomendação: avaliar a presença e a evolução das principais alterações fisiológicas esperadas na fase final de vida (dispneia, *delirium*, ansiedade, hiper-secretividade pulmonar – "sororoca" –, dor e náusea) [10]. Manter os familiares informados sobre o significado desses sintomas e sobre a evolução esperada, da forma o mais detalhada e empática possível.

Dor

Recomendação: pacientes que já estejam em uso regular de opioides devem manter o esquema de analgesia, com a ressalva de que a reavaliação da dor precisa ser mais frequente: alguns pacientes podem apresentar exacerbação do quadro em sua fase final de vida, necessitando de acréscimo da dose, enquanto outros podem evoluir com queda progressiva do nível de consciência, permitindo a redução progressiva da administração de opioides. Cabe ressaltar a possível necessidade de modificação da via de administração dos opioides para endovenosa ou hipodermóclise, caso a via oral não esteja mais disponível. Para pacientes sem uso corrente de opioides e que apresentem sinais de dor (ou condições clínicas que comumente deflagrem quadros álgicos), administrar **morfina** 5 mg por via oral/sublingual ou 2 mg por via hipodermóclise ou 1-2 mg por via endovenosa a cada 2-4 horas, ou mesmo infusão contínua (não prescrever "se necessário", considerando que muitos pacientes não são capazes de solicitar a medicação nessa fase; a prescrição "oferecer, mesmo que não solicitado pelo paciente" é mais adequada nesse cenário). Fentanil transdérmico ou metadona por via parenteral podem ser opções. Veja o Capítulo 2.

Dispneia

Recomendação: em pacientes que ainda não estejam em uso de opioides, iniciar **morfina de liberação rápida** na dose de 2,5-10 mg por via oral (ou 1-3 mg por via endovenosa, ou 1,5-5 mg por via hipodermóclise) a cada 4 horas, procedendo-se a titulação da dose com aumento de 25% a cada 24 horas caso não haja alívio de pelo menos 10% na intensidade da dispneia [11-15]. Nos pacientes nos quais a intensidade da dispneia não é reduzida com opioides e está claramente relacionada com quadros ansiosos, recomendamos a associação de benzodiazepínicos como **lorazepam** 0,5-1 mg por via oral a cada 4 horas ou **midazolam** 0,8-1,2 mh/h por via endovenosa em infusão contínua, com aumento de 50% da dose a cada 4 horas até o controle do sintoma (máximo de 20 mg/h) [16-18] (veja o Capítulo 3).

Hipersecretividade pulmonar ("sororoca")

Recomendação: reduzir ou descontinuar hidratação endovenosa e nutrição enteral sempre que possível. Posicionar o paciente em decúbito lateral. Administrar **escopolamina**, na dose de 0,25 mg por via hipodermóclise (*bolus*), seguida de 1,5 mg/24 h (0,25 mg por via subcutânea a cada 4 horas ou infusão contínua por hipodermóclise) [19, 20], ou em sua formulação tópica (gel) retroauricular três vezes ao dia. Outra opção é **propantelina** 15 mg/ml gel, a ser aplicada na região retroauricular três vezes ao dia. Veja o Capítulo 3.

Dica: há descrições de pacientes que relatam alívio da hipersecretividade de vias aéreas na fase final de vida por meio da administração de **atropina** 0,5% (colírio) por via sublingual (1-2 gotas a cada 6 horas). Embora não existam evidências claras na literatura sobre essa estratégia, consideramos que ela pode ser utilizada na fase final de vida, especialmente quando não há a opção de acesso subcutâneo [21].

Delirium

Recomendação: administrar **haloperidol** 2 mg por via oral ou 1 mg por via hipodermóclise ou endovenosa a cada 2 horas até o controle do sintoma, e depois manter a dose a cada 6-12 horas, evitando-se ultrapassar a dose máxima diária de 10 mg/24 h [22, 23]. Caso não haja controle adequado do sintoma, utilizar benzodiazepínicos [24], como **lorazepam** 1 mg por via oral a cada 6-8 horas ou **midazolam** 0,8-1,2 mg/h por via endovenosa em infusão contínua, com aumento de 50% da dose a cada 4 horas até o controle do sintoma (máximo 20 mg/h). É possível associar clorpromazina por via endovenosa ao midazolam caso o sintoma não seja adequadamente controlado. Veja os Capítulos 11 e 14.

Nota: a utilização de **quetiapina, olanzapina** ou **risperidona** é preconizada para pacientes com *delirium* agudo leve a moderado não controlado com haloperidol. No cenário das últimas horas de vida, no entanto, seu uso não foi adequadamente testado, o que nos levou a não recomendar seu uso rotineiro nessa situação. Além disso, no Brasil a apresentação exclusivamente oral dessas medicações torna sua continuidade inviável após a perda da capacidade deglutitória em pacientes sem acessos enterais.

Dica: no caso de pacientes idosos, reduzir a dose inicial do **haloperidol** em 50%, devido ao maior risco de efeitos extrapiramidais.

Ansiedade

Recomendação: administração de ansiolíticos, como **lorazepam** 1 mg por via oral a cada 6-8 horas, ou **midazolam** 0,8-1,2 mg/h por via endovenosa em infusão contínua (aumentar 50% da dose a cada 4 horas até o controle adequado do sintoma, com máximo de 20 mg/h).

Nota: não há dados suficientes na literatura que embasem a utilização dos benzodiazepínicos nessa situação, mas essa abordagem é utilizada rotineiramente pela maioria das equipes de cuidados paliativos com bons resultados.

Náuseas

Recomendação: administrar **haloperidol** 1 mg por via oral ou 0,5 mg por via hipodermóclise ou endovenosa a cada 6-8 horas. Titular a dose até 6 mg/24 h (via oral) ou 3 mg/24 h (via hipodermóclise ou endovenosa). Caso o sintoma não seja controlado, associar **dexametasona** 4-16 mg, ou **ondansetrona** 8 mg a cada 8 horas, ambos por via hipodermóclise ou endovenosa.

Dica: para pacientes idosos ou com falência orgânica aguda, a dose inicial de **haloperidol** pode ser reduzida em 50%, titulando-se conforme a necessidade.

CUIDADOS APÓS O ÓBITO

Providências práticas

- Antes de manipular o corpo, verificar se há necessidade de encaminhamento para o Serviço de Verificação de Óbito (SVO), bem como confirmar a religião do paciente/da família para prosseguir com o preparo adequado do corpo (veja o tópico "Aspectos relacionados com a espiritualidade").
- Há instituições que contam com grupos direcionados só para o preparo do corpo, ou a família contrata empresas especializadas, ou ainda se trata de um paciente adepto de uma religião cujo líder espiritual é quem realiza o preparo. Acionar a equipe ou o responsável pelo preparo do corpo, quando não for de competência da equipe de cuidado da unidade, e apoiá-los no que se fizer necessário – oferecendo materiais e apoiando a realização do procedimento, por exemplo.

- Agilizar, quanto possível, o preenchimento do atestado de óbito, para que a família possa dar continuidade aos processos burocráticos. Esse tempo não precisa ter relação com o tempo de permanência do corpo no quarto: o atestado pode ficar pronto rapidamente enquanto a família permanece no quarto para organizar as coisas e se despedir com privacidade.
- Atentar para a necessidade de duas assinaturas médicas e da retirada de dispositivos metálicos, como marca-passo, no caso de a família optar pela cremação.
- Abordar a família sobre doação de órgãos, caso seja elegível e de acordo com a rotina institucional.
- Orientar os familiares quanto ao posto de serviço funerário mais próximo (do hospital ou da sua residência), para que possam dar sequência ao funeral e ao enterro.
- Encaminhar o corpo para o local na instituição predeterminada para esse fim (morgue, necrotério, capela), preferencialmente na própria cama do paciente ou em maca com colchonete e lençol (sob e sobre o corpo), mantendo o travesseiro. Evitar o uso de maca fria, principalmente quando a família está acompanhando todo o processo, visto que o uso desse tipo de equipamento pode tornar o momento visual e emocionalmente mais doloroso.
- Algumas instituições usam sinais discretos no posto de enfermagem para informar a equipe multidisciplinar sobre o óbito de um paciente – por exemplo, uma pequena vela eletrônica acesa – a fim de "diminuir" os ânimos da equipe em respeito ao luto dos familiares e dos colegas de trabalho que criaram um vínculo maior com aquele paciente e também sentem a sua partida.

Apoio emocional

- Oferecer tempo necessário para que os familiares se despeçam do paciente, realizem algum tipo de ritual ou permaneçam alguns momentos ao lado do ente querido, se assim o desejarem.
- Permitir que os familiares se expressem livremente (desde que não coloquem em risco a integridade de si e a de terceiros).

- Em caso de maior fragilidade emocional (por exemplo choro ininterrupto, dificuldade de separar-se do paciente), oferecer acolhimento e solicitar a presença de outro acompanhante.
- Perguntar aos familiares se a equipe pode auxiliá-los em algo mais (além do que está previsto) – como a utilização de telefone para contatar outras pessoas – ou oferecer à família a possibilidade de se deslocar para um local tranquilo e com privacidade para aguardar o preparo do corpo do paciente.

Aspectos relacionados à espiritualidade

Cuidados com o paciente e com o corpo no pós-óbito

As tradições religiosas desenvolveram práticas e rituais que envolvem cuidados com o corpo em vida e no preparo do corpo para o sepultamento. Ao respeitarmos tais tradições, damos a dignidade necessária àquele que parte e à família que vive o luto. Nesse contexto, algumas tradições exigem cuidados específicos, descritos a seguir [25].

- **Adventista:** nenhuma restrição em relação ao corpo no pós-óbito.
- **Budismo:** existem muitos ramos do budismo, mas é essencial que o responsável pelo paciente seja informado da proximidade da morte, para que os familiares possam se reunir e iniciar as orações de partida do paciente. No pós-óbito, depois do preparo habitual, o rosto deve ser coberto por um pano branco, e é sempre adequado perguntar à família que procedimentos deverão ser seguidos.
- **Candomblé:** nenhuma restrição quanto ao cuidado assistencial, mas no preparo do corpo no pós-óbito, em algumas linhas do candomblé, o paciente pode ter os cabelos raspados por uma navalha sacramental utilizada especificamente para esse ritual.
- **Catolicismo:** normalmente não apresenta restrições de cuidado na fase final da vida, e o mesmo se aplica aos cuidados com o corpo em caso de óbito.
- **Ciganos:** não existe nenhum preparo especial com o corpo no pós-óbito a ser conduzido na instituição, mas durante o processo ativo da morte o paciente permanece todo o tempo acompanhado, não há música, nem manifestação de alegria ou tristeza com o intuito de ajudar na passagem da alma. Por essa razão, a família permanece reunida a fim de

permitir a partida do espírito. Após a morte, os pertences podem ser enterrados com o paciente ou queimados (isso inclui objetos que tenham estado em contato com ele).

- **Espiritismo:** normalmente não apresenta restrições de cuidado na fase final da vida, o mesmo se aplicando aos cuidados com o corpo em caso de óbito.
- **Hinduísmo:** é importante que haja alguns cuidados em relação aos adornos, pois eles carregam um forte significado cultural e religioso. Em caso de óbito, os familiares podem solicitar que o banho seja realizado por membros da família e do mesmo sexo do paciente.
- **Islamismo:** em todas as circunstâncias o paciente homem precisa ser atendido pela equipe assistencial masculina e a paciente mulher, pela equipe assistencial feminina; uma criança poderá ser atendida por ambos os sexos. Após o óbito, é importante perguntar ao familiar responsável sobre o banho do corpo do paciente, pois geralmente é realizado por um membro da família. Em seguida, o corpo é enrolado em um tecido branco de algodão (inclusive a face). Se se tratar de uma mulher, os cabelos devem ser trançados.
- **Judaísmo:** quando do falecimento, os familiares têm de providenciar o enterro rapidamente. O corpo deve ser sepultado assim que possível, de preferência no mesmo dia da morte e enquanto houver luz natural. O enterro é postergado nas seguintes ocasiões: 1) quando alguém morre no Dia do Perdão; e 2) quando a morte ocorre em uma sexta-feira à noite, início do *Shabat* (o dia do descanso semanal). No primeiro caso, o enterro é realizado no dia seguinte. No segundo caso, o sepultamento só ocorre no anoitecer do sábado, ou quando surge a primeira estrela no céu. Nenhum dispositivo deve ser retirado do corpo; também não se pode realizar o tamponamento. A família deve comunicar a sociedade funerária encarregada de preparar o corpo. As primeiras providências tomadas são as seguintes: 1) estirar os braços do morto ao longo do corpo (os braços nunca podem ser cruzados); 2) fechar os seus olhos; 3) cobrir o corpo todo, dos pés à cabeça, com um lençol branco, de algodão ou de linho. O procedimento e os cuidados são realizados e conduzidos pela equipe autorizada da família. Não abordar questões relacionadas com a doação de órgãos, pois não há permissão para tais procedimentos.

- **Protestantismo:** normalmente não oferece restrições de cuidado na fase final da vida, o mesmo se aplicando aos cuidados com o corpo em caso de óbito.
- **Testemunha de Jeová:** não há restrições quanto ao preparo do corpo após o óbito, exceto pelo posicionamento dos braços, que devem ser mantidos estendidos e não cruzados.

Participação de profissionais da saúde em rituais e cerimônias

Não há literatura específica contraindicando a participação dos profissionais que acompanharam o paciente nos rituais e cerimônias como velórios, enterros, missas etc. Fica a critério pessoal a opção de participar.

Dica: recomenda-se que o profissional participe apenas quando tiver vontade genuína, uma vez que já foi exposto a grande sofrimento emocional ao longo do processo de cuidado do paciente em fase final de vida, estando sensível a quadros de sofrimento moral, fadiga por compaixão e *burnout*.

Acompanhamento do luto

O luto é um processo natural, esperado e vivenciado de maneira singular por cada pessoa. O processo de luto não requer tratamento psicológico profissional, porém é indicado que seja feito contato com a família para avaliar o risco de desenvolvimento de luto complicado. Nesse caso, o familiar que estiver em risco deve ser convidado ou encaminhado para uma avaliação emocional específica.

Embora seja triste e estressante, acompanhar o paciente em fase final de vida pode ser um processo positivo para o processo de luto da família, favorecendo o enfrentamento das emoções do luto, a aceitação da realidade da perda e a possibilidade de projetar a manutenção de sua vida sem o ente querido [26-28].

REFERÊNCIAS

1. Hui, D. *et al.* "Concepts and definitions for 'actively dying', 'end of life', 'terminally ill', 'terminal care', and 'transition of care': a systematic review". *J Pain Symptom Manage*, 2014. 47(1): p. 77-89.
2. Christakis, N.; Lamont, E. "Extent and determinants of error in doctors' prognoses in terminally ill patients: prospective cohort study". *British Medical Journal*, 2000. 320(7233): p. 469.
3. van der Heide, A. *et al.* "End-of-life decision making for cancer patients in different clinical settings and the impact of the LCP". *J Pain Symptom Manage*, 2010. 39(1): p. 33-43.

4. Subramaniam, S. *et al.* "Accuracy of prognosis prediction by PPI in hospice inpatients with cancer: a multi-centre prospective study". *BMJ Support Palliat Care*, 2015. 5(4): p. 399-404.
5. Bicanovsky, L. "Comfort care: symptom control in the dying". In: Walsh, D.; Caraceni, A.; Fainsinger, R. (eds.). *Palliative Medicine*. Filadélfia: Elsevier Inc, 2009.
6. Hui, D. *et al.* "Clinical signs of impending death in cancer patients". *The Oncologist*, 2014. 19: p. 681-87.
7. Riley, J.; Fenton, G. "A terminal diagnosis: the carers perspective". *Counselling & Psychotherapy Research*, 2007. 7(2): p. 86-91.
8. Bartz, L. *et al.* "Subcutaneous administration of drugs in palliative care: results of a systematic observational study". *J Pain Symptom Manage*, 2014. 48(4): p. 540-47.
9. Berry, M. *et al.* "Supporting relatives and carers at the end of a patient's life". *BMJ*, 2017. 356: p. j367.
10. Kehl, K.; Kowalkowski, J. "A systematic review of the prevalence of signs of impending death and symptoms in the last 2 weeks of life". *Am J Hosp Palliat Care*, 2013. 30(6): p. 601.
11. Jennings, A. *et al.* "A systematic review of the use of opioids in the management of dyspnoea". *Thorax*, 2002. 57: p. 939-44.
12. Ben-Aharon, I. *et al.* "Interventions for alleviating cancer-related dyspnea: a systematic review". *J Clin Oncol*, 2008. 26: p. 2396-404.
13. Viola, R. *et al.* "The management of dyspnea in cancer patients: a systematic review". *Support Care Cancer*, 2008. 16: p. 329-37.
14. Abernethy, A. *et al.* "Randomised, double blind, placebo controlled crossover trial of sustained release morphine for the management of refractory dyspnoea". *BMJ*, 2003. 327: p. 523-28.
15. Currow, D. *et al.* "Once-daily opioids for chronic dyspnea: a dose increment and pharmacovigilance study". *J Pain Symptom Manage*, 2011. 42: p. 388-89.
16. Kamal, A. *et al.* "Dyspnea review for the palliative care professional: treatment goals and therapeutical options". *J Palliat Med*, 2012. 15(1): p. 106-14.
17. Navigante, A.; Castro, M.; Cerchietti, L. "Morphine versus midazolam as upfront therapy to control dyspnea perception in cancer patients while its underlying cause is sought or treated". *J Pain Symptom Manage*, 2010. 39: p. 820-30.
18. Simon, S. *et al.* "Benzodiazepines for the relief of breathlessness in advanced malignant and non-malignant diseases in adults". *Cochrane Database Syst Rev*, 2016. 10: p. CD007354.
19. Wildiers, H.; Menten, J. "Death rattle: prevalence, prevention and treatment". *J Pain Symptom Manage*, 2002. 23: p. 310-17.
20. Wildiers, H. *et al.* "Atropine, hyoscine butylbromide, or scopolamine are equally effective for the treatment of death rattle in terminal care". *J Pain Symptom Manage*, 2009. 38: p. 124-33.
21. Shinjo, T.; Okada, M. "Atropine eyedrops for death rattle in a terminal cancer patient". *J Palliat Med*, 2013. 16(2): p. 212-14.
22. Crawford, G. *et al.* "Pharmacovigilance in hospice/palliative care: net effect of haloperidol for delirium". *J Palliat Med*, 2013. 16(11): p. 1335-41.
23. "Palliative Care Formulary". 5. ed. Palliativedrugs.com, 2014.
24. Hui, D. *et al.* "Effect of lorazepam with haloperidol vs haloperidol alone on agitated delirium in patients with advanced cancer receiving palliative care: a randomized clinical trial". *JAMA*, 2017. 318(11): p. 1047.
25. "Cartilha de orientação sobre crenças e religiões do Hospital Nove de Julho". Disponível em: <https://pt.calameo.com/read/00079349819a21554e9cd?wmode=opaque>. Acesso em: 7 dez. 2018.
26. Kacel, E.; Gao, X.; Prigerson, H. "Understanding berevement: what every oncology practitioner should know". *The Journal of Support Oncol*, 2011. 9(5): p. 172-80.
27. Zhang, B.; El-Jawahri, A.; Prigerson, H. "Update on berevement research: evidence-based guidelines for the diagnosis and treatment of complicated bereavement". *J Palliat Med*, 2006. 9(5): p. 1188-203.
28. Guldin, M. *et al.* "Complicated grief and need for professional support in family caregivers of cancer patients in palliative care: a longitudinal cohort study". *Support Care Cancer*, 2012. 20(8): p. 1679-85.

Os autores

Amilton Silva Junior
Médico com residência em cardiologia clínica e clínica médica pela Faculdade de Medicina da Universidade de São Paulo (FMUSP). MBA em Gestão Hospitalar pela Faculdade de Educação em Ciências da Saúde (Fecs). Título de especialista em Cardiologia e em Eletrocardiografia pela Sociedade Brasileira de Cardiologia. Título de especialista em Terapia Intensiva pela Associação de Medicina Intensiva Brasileira (Amib). Coordenador médico da Unidade de Terapia Intensiva do Hospital Alemão Oswaldo Cruz/SP.

Ana Lucia Coradazzi
Médica oncologista clínica com titulação pela Sociedade Brasileira de Cancerologia (SBC). Pós-graduada em Cuidados Paliativos pelo Instituto Pallium da Universidade de El Salvador/Oxford. Doutora em Fisiopatologia em Clínica Médica pela Faculdade de Medicina de Botucatu (Unesp). Integrante do Centro Avançado em Terapias de Suporte e Medicina Integrativa (Catsmi) e membro do Time de Melhores Práticas em Cuidados Paliativos e Terapias Integrativas do Hospital Alemão Oswaldo Cruz/SP.

Andrea Diogo Sala
Fisioterapeuta especialista em Administração Hospitalar e em Fisioterapia em Terapia Intensiva pelo Hospital das Clínicas da Faculdade de Medicina da Universidade de São Paulo (FMUSP). Mestre em Ciências pela FMUSP. MBA em Economia e Avaliação de Tecnologias em Saúde pela Fundação Instituto de Pesquisas Econômicas (Fipe)/Hospital Alemão Oswaldo Cruz/Ministério da Saúde. Supervisora da Fisioterapia da UTI e vice-coordenadora do Time de Melhores Práticas em Cuidados Paliativos e Terapias Integrativas do Hospital Alemão Oswaldo Cruz/SP.

Camila Paro Ricardo
Fisioterapeuta especialista em Fisioterapia Cardiorrespiratória em UTI pela Universidade Estadual de Campinas (Unicamp) e em Cuidados Paliativos pelo Albert Einstein Instituto Israelita de Ensino e Pesquisa. Fisioterapeuta da Unidade de Terapia Intensiva e membro do

Time de Melhores Práticas em Cuidados Paliativos e Terapias Integrativas do Hospital Alemão Oswaldo Cruz/SP.

Claudia Luci dos Santos Inhaia
Médica especialista em Cuidados Paliativos pelo Instituto Pallium Latinoamérica e em Dor pelo Albert Einstein Instituto Israelita de Ensino e Pesquisa. Mestre em Tocoginecologia pela Universidade Estadual de Campinas (Unicamp).

Cristina Maria Oliveira Suadicani
Enfermeira com Licenciatura pela Faculdade de Educação da Universidade de São Paulo (USP). Especialista em Enfermagem do Trabalho e Enfermagem Gerencial pelo Centro Universitário São Camilo. MBA em Gestão Empresarial pela Universidade Paulista (Unip). Coordenadora das unidades de internação em Cuidados Paliativos e Iodoterapia e membro do Time de Melhores Práticas em Cuidados Paliativos e Terapias Integrativas do Hospital Alemão Oswaldo Cruz/SP.

Daniela Cassiano dos Santos
Fisioterapeuta especialista em Fisioterapia Hospitalar pela Faculdade de Medicina da Universidade de São Paulo (FMUSP). Fisioterapeuta da Unidade de Terapia Intensiva e membro do Time de Melhores Práticas em Cuidados Paliativos e Terapias Integrativas do Hospital Alemão Oswaldo Cruz/SP.

Danilo A. M. Faleiros
Psicólogo, especialista em Psicologia Hospitalar e Neuropsicologia. Mestre em Educação do Indivíduo Especial (área de concentração em gerontologia). Psicoterapeuta clínico. Membro da diretoria da Sociedade Brasileira de Psico-oncologia. Psicólogo sênior, membro da Comissão de Bioética e do Time de Melhores Práticas em Cuidados Paliativos e Terapias Integrativas do Hospital Alemão Oswaldo Cruz/SP.

Fabiana Simomura
Nutricionista especialista em Nutrição Clínica pelo Ganep Educação. Especialista em Nutrição Enteral e Parenteral pela Sociedade Brasileira Nutrição Parenteral Enteral (Braspen). Especialista em Nutrição Clínica pela Sociedade Brasileira de Alimentação e Nutrição (Sban). Especialista em Gerontologia pelo Hospital Israelita Albert Einstein. Nutricionista clínica e membro do Time de Melhores Práticas em Cuidados Paliativos e Terapias Integrativas do Hospital Alemão Oswaldo Cruz/SP.

Fernanda Rodrigues Damiati Vediner
Fisioterapeuta especialista em Fisioterapia Hospitalar pelo Hospital das Clínicas da Faculdade de Medicina da Universidade de São Paulo (HC-FMUSP). MBA em Administração Hospitalar e Gestão em Saúde pelo Hospital Alemão Oswaldo Cruz. Fisioterapeuta da Unidade de Internação e da Unidade de Terapia Intensiva e membro do Time de Melhores Práticas em Cuidados Paliativos e Terapias Integrativas do Hospital Alemão Oswaldo Cruz/SP.

Flávia Nóbrega Freire Aires

Fonoaudióloga formada pela Universidade Federal de São Paulo (USP). Fonoaudióloga hospitalar com atuação em disfagia e neurogeriatria. Responsável pelo serviço de fonoaudiologia do Hospital Alemão Oswaldo Cruz. Membro consultor do Centro Avançado em Terapias de Suporte e Medicina Integrativa (Catsmi) do mesmo hospital.

Joice Aline Klein

Teóloga pelas Faculdades EST. Capelã, membro do Comitê de Bioética e do Time de Melhores Práticas em Cuidados Paliativos e Terapias Integrativas do Hospital Alemão Oswaldo Cruz/SP.

Juliana Santos Amaral da Rocha

Enfermeira, especialista em Enfermagem em Oncologia e em Gestão de Serviços e Enfermagem, mestre em Gerenciamento em Enfermagem e em Saúde pela Escola de Enfermagem da Universidade de São Paulo (Eeusp). Coordenadora de Prática e Modelo Assistencial do Hospital Alemão Oswaldo Cruz/SP.

Kátia Cristina Camondá Braz

Nutricionista especialista em Nutrição Hospitalar em Oncologia pelo A. C. Camargo Cancer Center, em Nutrição Clínica pelo Ganep Educação e em Terapia Nutricional pela Sociedade Brasileira Nutrição Parenteral Enteral (Braspen). Mestre em Oncologia pela Fundação Antônio Prudente/A. C. Camargo Cancer Center. Nutricionista do Centro de Oncologia e membro do Time de Melhores Práticas em Cuidados Paliativos e Terapias Integrativas do Hospital Alemão Oswaldo Cruz/SP.

Luciana Simão Ribeiro Burin

Fisioterapeuta especialista em Pneumologia pela Universidade Federal de São Paulo (Unifesp). Formação em Pilates. MBA em Administração Hospitalar e Gestão em Saúde pelo Oswaldo Cruz Hospital Alemão. Fisioterapeuta em Unidade de Internação e membro do Time de Melhores Práticas em Cuidados Paliativos e Terapias Integrativas do Hospital Alemão Oswaldo Cruz/SP.

Marcella Tardeli Esteves Angioleti Santana

Enfermeira pós-graduada em Enfermagem em Oncologia pela Fundação Antônio Prudente e em Cuidados Paliativos pelo Instituto Pallium da Universidade de El Salvador/Oxford. Mestre em Ciências pela Universidade Federal de São Paulo (Unifesp). Membro do Comitê de Bioética, integrante do Centro Avançado em Terapias de Suporte e Medicina Integrativa (Catsmi) e coordenadora do Time de Melhores Práticas em Cuidados Paliativos e Terapias Integrativas do Hospital Alemão Oswaldo Cruz/SP.

Marcia Hidalgo de Queiroz

Fisioterapeuta pós-graduada em Oncologia e Hematologia pelo Hospital Israelita Albert Einstein, em Fisioterapia Cardiorrespiratória pela Santa Casa de São Paulo e em Fisiologia do Exercício na Saúde, na Doença e no Envelhecimento pela Universidade de São Paulo

(USP). Aprimoramento em RPG pelo Centro Científico e Cultural Brasileiro de Fisioterapia (CBF). Formação em Reiki pela Universidade Holística e em Cromoterapia pela Templo Escola Casa Dom Bosco. Fisioterapeuta em Unidade de internação e membro do Time de Melhores Práticas em Cuidados Paliativos e Terapias Integrativas do Hospital Alemão Oswaldo Cruz/SP.

Mariana Marques de Araujo

Enfermeira especialista em Cuidados Paliativos pelo Instituto Israelita de Ensino e Pesquisa Albert Einstein. Enfermeira assistencial e membro do Time de melhores Práticas em Cuidados Paliativos do Hospital Alemão Oswaldo Cruz.

Natalia Novaes Pavani Araujo

Psicóloga pós-graduada em Psico-Oncologia pelo A. C. Camargo Cancer Center e em Cuidados Paliativos pela Casa do Cuidar. Psicóloga hospitalar, integrante do Centro Avançado em Terapias de Suporte e Medicina Integrativa (Catsmi) e membro do Time de Melhores Práticas em Cuidados Paliativos e Terapias Integrativas no Hospital Alemão Oswaldo Cruz/SP.

Nilo Esvalter Gardin

Médico formado pela Universidade Estadual de Londrina (UEL). Residência e título de especialista em Clínica Médica e Hematologia. Formação em Medicina Antroposófica pela Associação Brasileira de Medicina Antroposófica. Editor da revista *Arte Médica Ampliada*. Docente dos cursos de formação médica da Associação Brasileira de Medicina Antroposófica. Membro do Centro Avançado em Terapias de Suporte e Medicina Integrativa (Catsmi) do Hospital Alemão Oswaldo Cruz.

Paula Carolina Mendes Carneiro

Fisioterapeuta especialista em Fisioterapia Cardiorrespiratória pelo Instituto Dante Pazzanese de Cardiologia e em Fisiologia do Exercício pela Universidade Federal de São Paulo (Unifesp). Fisioterapeuta da Unidade de Internação e da Unidade de Terapia Intensiva e membro do Time de Melhores Práticas em Cuidados Paliativos e Terapias Integrativas do Hospital Alemão Oswaldo Cruz/SP.

Ricardo Caponero

Médico oncologista clínico com titulação pela Sociedade Brasileira de Cancerologia (SBC). Mestre em Oncologia Molecular pelo Centro de Investigaciones Oncológicas de Madri, Espanha. Membro da Multinational Association of Supportive Care in Cancer (Mascc). Coordenador do Centro Avançado em Terapias de Suporte e Medicina Integrativa (Catsmi) e membro do Time de Melhores Práticas em Cuidados Paliativos e Terapias Integrativas do Hospital Alemão Oswaldo Cruz/SP.

Roberta Cristina Risso

Médica especialista em Anestesiologia pela Sociedade Brasileira de Anestesiologia (SBA/AMB), em Cuidados ao Paciente com Dor pela Associação Médica Brasileira (AMB), em Acupuntura pelo Instituto para Pesquisa Desenvolvimento da Acupuntura Medicinal/Associação Médica Brasileira de Acupuntura (Iamec/Amba) e em Cuidados Paliativos pela Faculdade Unyleya. Mestranda pela Universidade Federal de São Paulo (Unifesp). Coordenadora do Serviço de Tratamento de Dor SMA/Hospital Alemão Oswaldo Cruz.

Silvia Fernanda Teixeira dos Santos

Nutricionista, especialista em Fitoterapia Integrativa pela Faculdade de Meio Ambiente e de Tecnologia de Negócios (Famatec). Nutricionista clínica e membro do Time de Melhores Práticas em Cuidados Paliativos e Terapias Integrativas do Hospital Alemão Oswaldo Cruz/SP.

Simone Moraes Kumbis

Enfermeira pós-graduada e especialista em Cardiologia pela Universidade Federal de São Paulo (Unifesp). Enfermeira no Centro de Especialidades de Neurofisiologia, membro do Time de Melhores Práticas em Cuidados Paliativos e Terapias Integrativas e do Grupo do Modelo Assistencial no Hospital Alemão Oswaldo Cruz/SP.

Sley Tanigawa Guimarães

Médica especialista em Acupuntura e Medicina Preventiva. Certificação internacional em Medicina do Estilo de Vida. Médica do Centro Avançado em Terapias de Suporte e Medicina Integrativa (Catsmi) e do CASSC, membro consultor do Time de Melhores Práticas em Cuidados Paliativos e Terapias Integrativas do Hospital Alemão Oswaldo Cruz/SP.

Talita Barros Marcari

Fisioterapeuta especialista em Fisioterapia Respiratória pela Universidade Federal de São Paulo (Unifesp) e em Cuidados Paliativos pelo Instituto Pallium da Universidade de El Salvador/Oxford. Fisioterapeuta da Unidade de Internação e membro do Time de Melhores Práticas em Cuidados Paliativos e Terapias Integrativas do Hospital Alemão Oswaldo Cruz/SP.

Thaís Norika Ito

Enfermeira especialista em Enfermagem em Terapia Intensiva pela Faculdade Israelita de Ciências da Saúde Albert Einstein (Ficsae). Enfermeira assistencial e membro do Time de Melhores Práticas em Cuidados Paliativos e Terapias Integrativas no Hospital Alemão Oswaldo Cruz/SP.

Vivian Caroline Espírito Santo

Farmacêutica bioquímica, especialista em Farmácia Oncológica e Clínica pelo Hospital Erasto Gaertner (PR). Farmacêutica clínica da Oncologia/Hematologia e dos Cuidados Paliativos, membro do Time de Melhores Práticas em Dor e do Time de Melhores Práticas Cuidados Paliativos e Terapias Integrativas do Hospital Alemão Oswaldo Cruz/SP.